reinhardt

Pamela Cory

Mit Sehbeeinträchtigung im Alltag klarkommen

Förderung lebenspraktischer Fähigkeiten

2., aktualisierte Auflage

Mit einem Geleitwort von Frank Laemers

Mit einem Beitrag von Julian Iriogbe

Mit 35 Abbildungen und einer Tabelle

Ernst Reinhardt Verlag München

Pamela Cory, Gründerin und langjährig im Leitungsteam des Instituts für Rehabilitation und Integration Sehgeschädigter (IRIS) e. V. in Hamburg, ist als Lehrbeauftragte an der Universität Hamburg und der Pädagogischen Hochschule Heidelberg tätig.

Julian Iriogbe ist Förderschullehrer, zertifizierter Smartphonetrainer und Rehafachperson Orientierung & Mobilität für Menschen mit einer Sehbeeinträchtigung. Gerne beantwortet er Fragen – auch zu den Bedienungshilfen von iOS - unter reha@iriogbe.ch.

Bibliografische Information der Deutschen Nationalbibliothek

Die Deutsche Nationalbibliothek verzeichnet diese Publikation in der Deutschen Nationalbibliografie; detaillierte bibliografische Daten sind im Internet über <http://dnb.d-nb.de> abrufbar.

ISBN 978-3-497-03189-4 (Print)
ISBN 978-3-497-61730-2 (PDF-E-Book)
ISBN 978-3-497-61731-9 (EPUP)
2., aktualisierte Auflage

Printed in EU
Cover unter Verwendung eines Fotos von ©hakinmhan/stock.adobe.com
Bildrechte Innenteil / Fotografenrechte:
Erik u. Christian Reker: Abb. 32, 34; Martin Beyer: Abb. 27, 30, 35; Birgit Röpke: Abb. 6; Brynjúlfur Þorsteinsson: Abb. 1, 25, 26, 29, 33
Satz: JÖRG KALIES – Satz, Layout, Grafik & Druck, Unterumbach

Ernst Reinhardt Verlag, Kemnatenstr. 46, D-80639 München
Net: www.reinhardt-verlag.de · E-Mail: info@reinhardt-verlag.de

Inhalt

Geleitwort

Wenn man Fachleute, die mit Menschen mit Blindheit oder Sehbeeinträchtigung arbeiten, nach den Spezifika fragt, die angeboten bzw. vermittelt werden, findet man häufig an erster Stelle die Bereiche Orientierung und Mobilität (O&M) und lebenspraktische Fähigkeiten (LPF). Erst danach kommen weitere Besonderheiten, die wir heute alle im Expanded Core Curriculum (Allman 2014) oder auch in den Spezifischen Curricula des Verbandes für Blinden- und Sehbehindertenpädagogik (Degenhardt et al. 2016) finden, wie z.B. der Umgang mit assistiven Technologien, soziale Interaktionskompetenz, die Bereiche Berufliche Bildung und Freizeit, aber auch die Wahrnehmungsförderung aller Sinne – um nur einige zu nennen.

Während der Unterricht in Orientierung und Mobilität bzgl. der Finanzierung für die betroffenen Menschen über die Krankenkassen gut gesichert ist, trifft dies für die Finanzierung des Unterrichts in lebenspraktischen Fähigkeiten in Deutschland bislang leider keinesfalls zu.

Wie bedeutsam dieser Bereich aber auch schon im Kindesalter ist, zeigt eine Studie aus dem Jahr 2002 von Lewis und Iselin. Dort wurden jeweils Eltern von 6- bis 9-jährigen Kindern mit bzw. ohne Sehschädigung in Bezug auf altersgemäße Kompetenzen aus dem lebenspraktischen Bereich gefragt, inwieweit ihre Kinder diese Aufgaben alleine, mit Unterstützung einer erwachsenen Person bzw. noch gar nicht durchführen können. Die Items bezogen sich u.a. auf die Bereiche Körperhygiene, Ankleiden, Essen bzw. einfache Essenszubereitungen, Umgang mit Geld, Telefonieren, sowie häusliche Tätigkeiten. Während die Kinder mit einer Sehschädigung lediglich 44% der genannten Aufgaben ohne Hilfe erledigen konnten, waren es bei den sehenden Kindern mit 84% fast doppelt so viele Aufgaben, die von diesen alleine bewältigt werden konnten. Dies zeigt zum einen, welche Bedeutung das Sehen bzw. das Nachahmungslernen für sehende Kinder in diesem Bereich hat, macht aber auch deutlich, welch hohe Bedeutung die Vermittlung lebenspraktischer Fähigkeiten im Fall von Blindheit und Sehbeeinträchtigung im Kindes- und Jugendalter hat.

Bei Menschen mit erworbener Sehschädigung im Seniorenalter ermöglicht eine Schulung in lebenspraktischen Fähigkeiten oftmals, die erlebte Hilflosigkeit zu überwinden und zu erleben, dass trotz Sehbeeinträchtigung alltägliche Aufgaben und Verrichtungen, die ein Leben lang mit visueller Kontrolle vollzogen werden konnten, nun mit anderen Strategien auch weiterhin durchführbar sind. Dies gibt dann vor allem auch ein Stück Lebensqualität zurück.

Letztlich unterstützt die Schulung in LPF auch die Teilhabechancen von Menschen mit Blindheit und Sehbeeinträchtigung in vielen gesellschaftlichen Kontexten.

Auch in diesem Sinne ist dieses von Pamela Cory vorgelegte Buch eine Bereicherung. Die Autorin selber gilt im deutschsprachigen Raum als Pionierin auf diesem Gebiet. So hat sie das Thema LPF zu Beginn der 1970er Jahre aus den USA nach Deutschland gebracht und dieses dann vor allem in der Ausbildung der Reha-Fachkräfte zuerst in Marburg an der Deutschen Blindenstudienanstalt und dann seit den 1980er Jahren im von ihr und ihrem Mann Dennis geleiteten Institut zur Integration und Rehabilitation Sehgeschädigter (IRIS) in Hamburg maßgeblich geprägt und weiterentwickelt. An einem Teilstück dieser Weiterentwicklung lässt sie die Leserinnen und Leser in diesem gut strukturierten Buch teilhaben. Dabei weist die Autorin darauf hin, dass vieles von dem, was hier beschrieben wird, im Team mit anderen Kolleginnen und Kollegen und vor allem mit den Lernpartnerinnen und Lernpartnern entstanden ist. Etwas Spannendes wird dabei in diesem Buch deutlich, nämlich dass es letztlich nicht um die Vermittlung von einzelnen Fähigkeiten geht – wie dies z.B. ein älteres Werk zum Bereich O&M und LPF aus den 1990er Jahren suggeriert, sondern dass im Mittelpunkt des Tuns der Mensch mit Blindheit oder Sehbeeinträchtigung mit seiner jeweils spezifischen Ausgangslage steht. Ausgehend von den vorhandenen Strategien muss ein individuelles Programm entwickelt werden, dessen Ziel es ist, in dem Bereich der lebenspraktischen Fähigkeiten das, was möglich ist, zu erreichen.

Dies wird auch daran deutlich, dass sich ein Kapitel dieses Buches dem Bereich der Menschen mit mehrfachen Beeinträchtigungen in Kombination mit einer Sehbeeinträchtigung ausführlich widmet. Darin zeigt sich, wie der Ansatz des Aktiven Lernens nach Lilli Nielsen das LPF-Konzept im deutschsprachigen Raum nachhaltig beeinflusst hat.

Pamela Cory ist inzwischen im wohlverdienten Ruhestand. Sie unterrichtet aber schon lange und immer noch an der Universität Hamburg und seit 2012 auch an der Pädagogischen Hochschule in Heidelberg. Unsere Studierenden sind tief beeindruckt; denn sie sehen nach dem Seminar das Thema LPF mit anderen Augen. Geht es doch letztlich um die Frage: Wie kann ich motorische Handlungen unter nicht visuellen bzw. beeinträchtigten visuellen Bedingungen vermitteln? In diesem Prozess steht das „Wie wir etwas lernen“ im Vordergrund. Umso erfreulicher ist es, dass Pamela Cory die Anregung aufgenommen hat, dieses vorhandene Wissen nun gut nachvollziehbar in dem vorliegenden Buch zu publizieren und so einer breiten Öffentlichkeit zur Verfügung zu stellen.

Dieses Buch richtet sich sowohl an Einsteigerinnen und Einsteiger, die einen Überblick über dieses breite Feld gewinnen wollen, aber auch an Expertinnen und Experten aus dem Reha-Bereich, die anregende Denkanstöße oder vielleicht auch den einen oder anderen Reibungspunkt finden werden. Dieses Buch ersetzt auf keinen Fall die Ausbildung der Rehabilitationsfachkraft für die Vermittlung lebenspraktischer Fähigkeiten, weckt aber vielleicht das Interesse für diese Weiterbildung.

Ich wünsche diesem Buch eine weite Verbreitung sowohl im Bereich der Pädagogik und (Re-)Habilitation von Menschen mit Blindheit und Sehbeeinträchtigungen, als auch im Bereich der Pädagogik und (Re-)Habilitation von Menschen mit komplexen Beeinträchtigungen. Diese haben oftmals auch eine Sehbeeinträchtigung, doch der größte Teil von ihnen erhält bislang oft keine spezifische Unterstützung durch Fachleute aus dem Förderschwerpunkt Sehen.

Heidelberg im Juli 2020, Frank Laemers

Vorwort

Worum geht es in dem vorliegenden Buch?

Wie kommt jemand, der nicht sehen kann, mit den gewöhnlichen Anforderungen seiner Lebenswelt zurecht? Ist das Sehen eine Grundbedingung für die selbständige Bewältigung des Alltags? Wird ein Kind mit einer Sehbeeinträchtigung motorische Handlungen genauso automatisch erlernen wie ein sehendes?

Anfang der 1970er Jahre wurde im Allgemeinen davon ausgegangen, dass der Schicksalsschlag „Blindheit" mit Hilflosigkeit in der Alltagsbewältigung gleichzusetzen war. Heute weiß man, dass das nicht sein muss. Inzwischen hat sich die Methodik der Vermittlung von lebenspraktischen Fähigkeiten (LPF) bei Menschen, die schlecht oder gar nicht sehen können, über die letzten Jahrzehnte hinweg von einem anfänglich technikorientierten Training zu einem personenzentrierten Lernprozess des aktiven Lernens gewaltig verändert.

Um dem Leser bewusst zu machen, welche Vorteile und – noch wichtiger – welche Nachteile jede Stufe in diesem langjährigen Entwicklungsprozess mit sich gebracht hat, setzt sich das Buch mit diesen Veränderungen auseinander. Diese Kenntnisse unterstützen den Leser bei der Inszenierung geeigneter Lernsituationen für die Vermittlung von lebenspraktischen Fähigkeiten bei Menschen mit einer Sehbeeinträchtigung. Quintessenz des Buches ist: Der Weg ist das Ziel. Wie sich ein Mensch mit einer Sehbeeinträchtigung lebenspraktische Fähigkeiten aneignet, ist für seine Souveränität entscheidend.

An wen wendet sich das Buch?

Dieses Buch ist ein Praxisbuch für pädagogische und therapeutische Fachkräfte, u.a. Sonderpädagogen, Rehabilitationslehrer, Ergotherapeuten, Erzieher in Förderschulen und Einrichtungen der Behindertenhilfe, die die Verantwortung für die Anbahnung von motorischen Handlungen bei Menschen mit einer Sehbeeinträchtigung mittragen. Zwar gibt es Rehabilitationslehrer mit einer spezialisierten LPF-Qualifikation, die dafür ausgebildet sind, Betroffenen mit einer Sehbeeinträchtigung lebenspraktische Fähigkeiten zu vermitteln, jedoch liegt die Verantwortung für LPF nicht alleine in der Verantwortung der Rehabilitationslehrer. Rehabilitationslehrer können den Lernprozess begleiten, beteiligte

Personen beraten, Anregungen geben und im Rahmen von Einzelschulungen gezielt unterstützen.

Das Buch liefert keine Fertigrezepte und ist auch keine wissenschaftlich-theoretische Auseinandersetzung mit der Vermittlung von lebenspraktischen Fähigkeiten. Ebenso ist es kein Ersatz für eine qualifizierte Weiterbildung zum Rehabilitationslehrer im LPF-Bereich. Ein LPF-Lehrer muss in der Lage sein, mit einer heterogenen Gruppe von Menschen mit Sehbeeinträchtigungen zu arbeiten. Manche dieser Betroffenen sind von Geburt an blind, andere sind spät erblindet, manche sind vollblind, andere haben noch ein Sehen, das unterschiedlich eingesetzt werden kann. Manche sind plötzlich erblindet, andere haben ihr Sehen allmählich über einen längeren Zeitraum verloren. Manche haben viele Umwelterfahrungen, auf die aufgebaut werden kann, andere verfügen über nur wenige Erfahrungen. Es sind Menschen jeden Alters, vom Kleinkind bis zu Personen in einem hohen Lebensalter. Ferner kann die Sehbeeinträchtigung von zusätzlichen Wahrnehmungsbeeinträchtigungen, von Lernproblemen, von einer geistigen Behinderung, von Körperbehinderungen oder von Altersgebrechlichkeit begleitet werden. All diese Aspekte stellen hohe Anforderungen an das Wissen und das Einfühlungsvermögen eines Rehabilitationslehrers. Hier wird deutlich, wie intensiv und umfassend die Ausbildung sein muss, um eine erfolgreiche Auseinandersetzung mit der Vielschichtigkeit dieser Problematik zu gewährleisten. Eine qualifizierte Weiterbildung im LPF-Bereich beinhaltet dezidierte Aspekte mehrerer Theorie- und Praxisfächer wie Augenheilkunde, Audiologie, Begriffsbildung, Neurophysiologie, Kindes- und motorische Entwicklung, Gerontologie, Rechtskunde, Gesprächsführung, Low Vision, psycho-soziale Aspekte einer Sehbeeinträchtigung, Kommunikationssysteme (wie Körpersprache, Schwarzschrift und Punktschrift) und Hilfsmittelkunde. Darüber hinaus muss diese Weiterbildung dem Absolventen eine solide Grundlage für bewährte nicht-visuelle Techniken und Strategien anbieten, wie auch eine intensive supervisierte Lehrpraxis mit Betroffenen verschiedenen Alters und in verschiedenen Lernbereichen. Eine qualifizierte Weiterbildung stattet den zukünftigen Rehabilitationslehrer mit Kompetenzen aus, die ihn befähigen, Menschen mit einer Sehbeeinträchtigung jeden Alters, mit und ohne zusätzliche Behinderungen, lebenspraktische Fähigkeiten zu vermitteln (Cory 2009a).

Ohne die Anregungen und den Einsatz von K. Heslinga (aus den Niederlanden), Bernt von Lueder (Hamburger Landesamt für Rehabilitation), Prof. Dr. Waltraud Rath (Universität Hamburg) und Dr. Lilli Nielsen (Dänemark) wären die heutige Förderung und Weiterentwicklung der LPF-Vermittlung im Blinden- und Sehbehindertenwesen seit den 1970er Jahren nicht möglich gewesen. Die Erstellung dieses Buches ist der Anregung von Frank Laemers (Pädagogische Hochschule Heidelberg) zu verdanken. Sie basiert auch auf dem jahrelangen

Gedankenaustausch mit meinen Kolleginnen Heike Kruse (Landesförderzentrum Schleswig), Cornelia Sill-Hansen, Ilse Lewerenz und Iris Schumann (alle von IRIS, Hamburg), Britta Kaufmann (Berufsbildungswerk Soest) und Gabriele Mühe-Semsrott (Bildungszentrum für Blinde und Sehbehinderte, Hamburg).

Der besseren Lesbarkeit wegen wird die grammatische männliche Form im Text verwendet, es sind alle Geschlechter gemeint.

1 Lebenspraktische Fähigkeiten: Einführung

Worum geht es hier eigentlich? Lebenspraktische Fähigkeiten (LPF) beginnen gleich nach der Geburt und sind lebenslang von Bedeutung. Sobald wir auf die Welt kommen, fangen wir an, uns zu bewegen. Wir sehen die Menschen in unserer Nähe, die sich bewegen, uns berühren, viele Dinge tun. Wir lernen unseren Körper immer besser kennen und steuern und beobachten genau, was die Personen in der Umgebung tun – wir sind mittendrin in der Auseinandersetzung mit den Herausforderungen von immer neuen motorischen Handlungen. Die Konfrontation damit hält bis zum Tode an. Auch der alte Mensch, dessen Fingerbeweglichkeit beeinträchtigt ist, fühlt sich manchmal sehr gefordert. Zum Beispiel kann es für ihn alles andere als einfach sein, ein eng verschweißtes Päckchen zu öffnen.

1.1 Was sind lebenspraktische Fähigkeiten?

LPF sind motorische Handlungen, die im Alltag anfallen, egal ob im Arbeitsbereich oder zu Hause. Sie sind elementare Fähigkeiten, kleine Handgriffe und Bewegungen, die eingesetzt werden, um selbständig mit den Anforderungen des Alltags fertig zu werden. Dazu gehören das Greifen von Gegenständen, das Führen einer Gabel zum Mund, die Handgelenkrotation beim Umrühren eines Teiges, das Aufhängen eines Mantels auf einen Kleiderbügel oder die Fähigkeit, einen Schlüssel ins Schlüsselloch zu stecken.

Allzu oft werden nur komplexe Aufgaben wie Kuchen backen, das Essen mit Messer und Gabel, Zähne putzen oder Schuhe an- und ausziehen als lebenspraktische Fähigkeiten bezeichnet. Diese sind aber komplexe Aufgaben, die aus einer Vielzahl von einzelnen elementaren Fähigkeiten zusammengesetzt sind (Hergert/Hofer 2011).

1.2 Wie hat sich die Vermittlung von LPF bei Menschen mit einer Sehbeeinträchtigung entwickelt?

Anfang der 1970er Jahre gab es in deutschen Einrichtungen für Menschen mit einer Sehbeeinträchtigung eine überwiegend komplette Rundumversorgung. Es wurde zu der Zeit angenommen, dass es Menschen mit einer Sehbeeinträchtigung in der Regel nicht zugemutet werden konnte, die einfachsten elementaren motorischen Handlungen selbständig auszuführen. Sowohl die meisten Betroffenen selbst als auch ihre Angehörigen, Betreuer, Erzieher und Lehrer waren fest der Meinung, Menschen mit einer Sehbeeinträchtigung würden nie in der Lage sein können, ihren Alltag selbständig zu meistern (Kap. 3.4.1).

Die Vermittlung von lebenspraktischen Fähigkeiten (damals „Fertigkeiten") wurde im Jahre 1976 erstmalig als offizielles Lernangebot für Kinder mit einer Sehbeeinträchtigung in Deutschland (Deutsche Blindenstudienanstalt, Marburg a. d. Lahn, BRD) eingeführt. Die damalige Vermittlungsform war durch das Einüben von nicht-visuellen Techniken im Einzelunterricht geprägt. Das neue Lernfeld bot Hoffnung, jedoch mussten die pädagogischen Prinzipien der Vermittlung von lebenspraktischen Fähigkeiten immer wieder überprüft, neu durchdacht und weiterentwickelt werden. Die seitdem gesammelten Erfahrungen haben es deutlich gemacht, dass **wie** wir etwas lernen der Schlüssel zum Lernerfolg ist und daher im Mittelpunkt des Lernprozesses bei der Anbahnung von motorischen Handlungen stehen muss.

2 Die Aneignung von LPF bei sehenden Kindern

2.1 Wie eignen sich sehende Kinder LPF an?

Im Folgenden stehen nicht die Entwicklungsstufen sehender Kinder im Mittelpunkt, sondern die Art und Weise, wie sie motorische Handlungen erlernen. Genau diese Erkenntnisse über das „Wie“ waren eine der Schlüsselinspirationen für die Weiterentwicklung der Didaktik von lebenspraktischen Fähigkeiten bei Kindern mit einer Sehbeeinträchtigung.

Um die Bedeutung hierfür hervorzuheben, wird gesondert auf die Baby- und Kleinkindjahre von sehenden Kindern eingegangen. Gerade diese Lernjahre scheinen ideale Bedingungen für eine Art des Lernens mit sich zu bringen, die die Persönlichkeitsentwicklung der Kinder prägen.

Kleinkinder, denen es gut geht, sind entdeckende Wesen. Sie sind neugierig, wissbegierig und an allem interessiert. Sie können sich lange mit einer Sache beschäftigen und sind dabei ganz konzentriert. Diese intrinsische Motivation unterstützt das Kind dabei, mit Gegenständen zu experimentieren und etliche Bewegungsabläufe spielerisch auszuprobieren, um so die Welt aus eigener Kraft erobern zu können.

Durch das Sehen erhalten wir die meisten Informationen über unsere Umwelt. So liefert uns der Fernsinn nicht nur Informationen über unsere unmittelbare Umgebung, sondern gibt uns Hinweise auf Begebenheiten und Standorte außerhalb unserer Reichweite, solange diese noch in Sichtweite sind. Dies dient der räumlichen Orientierung.

Das Sehen ist der Hauptkatalysator für die eigenständige Anbahnung von motorischen Handlungen, denn es regt das Kind an, sich und seine Umwelt wahrzunehmen. Das Kind will alles, was es sieht, anfassen. Es wird durch visuelle Anreize angeregt, sich zu bewegen, und setzt sich aktiv mit sich und seiner Umwelt auseinander, indem es Gegenstände wahrnimmt, sich ihnen nähert, nach ihnen greift und mit ihnen hantiert. Das alles geschieht mit wahrer Entdeckerfreude. Bewegung bedeutet Freude für das Kind. Hier können wir unzählige Wiederholungen beobachten, wie das Kind auf natürlichem Wege die Voraussetzungen für motorische Handlungen anbahnt. Diese Bewegungsfreude ist eine grundlegende Bedingung für die motorische Entwicklung, Begriffsbildung und Persönlichkeitsentfaltung des Kindes.

Darüber hinaus ist das Sehen für die Aneignung und für die Steuerung motorischer Handlungen sowie für die Handlungsplanung entscheidend. Ständig beobachtet das Kind andere Menschen und erfährt so nebenbei, was für Alltagsverrichtungen ausgeführt werden und wie sie sehend durchgeführt werden können. Das gesamte Vorstellungsvermögen eines sehenden Menschen wird stark von diesen visuellen Bildern geprägt. Und letztendlich bietet das Sehen dem Kind einen Ansporn für weitere Versuche, seine Selbständigkeit zu erweitern. Wenn es älteren Kindern bei etlichen Tätigkeiten zuschaut, kann das Kind angeregt werden, seine Vorbilder nachzuahmen und somit noch mehr Selbständigkeit erlangen zu wollen (Hecker 2004).

2.2 Wozu soll man sich LPF aneignen?

Die Aneignung lebenspraktischer Fähigkeiten bedeutet für das Kind eine Steigerung seiner Selbständigkeit wie auch Eigenverantwortung. Die Selbstbestimmung über Handlungsmöglichkeiten wird dadurch erweitert. In der Lage zu sein, komplexe motorische Handlungen selbst auszuüben, führt zu einer höheren Anerkennung durch die Erwachsenenwelt und hat einen positiven Einfluss auf die soziale Akzeptanz des Kindes. Diese allgemeinen Ziele sind erstrebenswert; allerdings verschleiern sie die ureigene Bedeutung dieser so grundlegenden Lernphase für das Kind. Um dies zu verdeutlichen, brauchen wir nur die Fragen zu stellen: Wie kommt es, dass manche Kinder sehr aktiv und andere dagegen eher passiv sind? Ist dies eine Frage der Anlage oder lässt es sich auf ihre Umwelt zurückführen?

Die Baby- und Kleinkindjahre sind die wichtigsten Lernjahre für das Kind. Dabei ist das Spiel die treibende Kraft, mit der das Kind seine Welt eigenständig erkundet. Das Spielen ist mit Lernen gleichzusetzen. Gerade diese Lernphase ermöglicht die ersten Auseinandersetzungen mit etwas Neuem. Das Kind ist ständig mit etlichen Herausforderungen konfrontiert: dem Spüren des eigenen Körpers und der Entwicklung eines Körperbewusstseins und -schemas. Außerdem muss es unwillkürliche Bewegungen gezielt steuern lernen und stets ums Gleichgewicht ringen. Diese Lernphase ist primär ein Übungsfeld für das Kind, um Strategien zu entwickeln, die ihm helfen, Alltagsprobleme eigenständig zu lösen. Es erfährt Freude und Stärkung des Selbstbewusstseins bei der Entwicklung eigener Problemlösungsstrategien, unabhängig von Lob und Zustimmung des Erwachsenen. Daraus entsteht eine Beharrlichkeit bzw. ein Durchhaltevermögen, das zu einer Steigerung der Frustrationstoleranz des Kindes führen kann. Betrachten wir beispielsweise ein Kind, das schließlich nach zahlreichen Versuchen erfährt, dass es „Musik" auf einer Klaviertastatur erzeugen kann. Sollte diese Entdeckung mit kindgerechten Impulsen von einem Klavierlehrer positiv verstärkt werden, wird das Kind möglicherweise dadurch motiviert sein, bestimmte Fingerübungen auf der Tastatur immer wieder vorzunehmen, obwohl die Sonne scheint und sie das Kind normalerweise zum Spielen nach draußen locken würde. Wie es solchen Herausforderungen zu dieser Zeit begegnet, wie es die für sich richtige Lösung findet, spielt auch in seinem späteren Leben eine sehr wichtige Rolle. Wird das Kind selbst die Initiative ergreifen, um auf Entdeckungsreisen zu gehen, oder wird es passiv abwarten und sich schließlich an der Zustimmung der Erwachsenen orientieren?

2.3 Welche Rolle spielt der Erwachsene in diesem Lernprozess?

Wie können wir die Kindesentwicklung fördern? Welche Förderangebote können wir kleinen Kindern bieten, um ihre Intelligenz zu fördern und ihre Persönlichkeit zu stärken?

Der Philosoph und Pädagoge Heinrich Jacoby (1889 – 1964) beteuerte: „Das Kind anregen zu müssen, das glauben wir nur, weil wir zu wenig Ahnung davon haben, was jeder Mensch an Entfaltungsmöglichkeiten mit auf die Welt bringt" (Aly 1988, 9). Auch seine Zeitgenossin, die Familienärztin Emmi Pikler (1902 – 1984), hat davor gewarnt, dem Kind Lösungsstrategien auf einem Tablett zu präsentieren, denn „ein Kind, das durch selbständige Experimente etwas erreicht, erwirbt ein ganz andersartiges Wissen, als eines, dem die Lösung fertig geboten wird" (Pikler 1988, 73). Sonst kann es zu leicht passieren, dass „das Kind das Experimentieren einstellt, unselbständig, passiv wird und sein ganzes Interesse den Erwachsenen zuwendet" (Pikler 1982, 87).

Diese Aussagen warnen vor den schwerwiegenden Folgen eines direkten und zu aktiven Eingreifens der Erwachsenen in den kindlichen Lernprozess der Baby- und Kleinkindjahre. Denn gerade diese Lernphase soll die Grundlagen für ein lebenslanges Lernen legen, das durch Neugier und eine intrinsische Motivation gesteuert wird. Es wird konkret davor gewarnt, das Kind von Zustimmung und übertriebenem Lob der Erwachsenen abhängig zu machen. Das Kind soll aktiv sein, auch wenn die Bezugsperson nicht in der Nähe ist.

Ist daraus zu schließen, dass der Erwachsene überflüssig ist, dass er sich zurückziehen und das Kind während dieser Lernphase völlig sich selbst überlassen soll? Nein, gewiss nicht. Der Erwachsene soll und muss den Lernprozess aktiv begleiten, allerdings soll seine Teilnahme durch Zurückhaltung und behutsame Achtsamkeit geprägt sein. Das Kind darf durch den Erwachsenen nicht das Gefühl bekommen, dass sich alles nur um es dreht, dass man es immer beschäftigen muss. Wichtig ist, dass Kinder Zuwendung und Liebe von ihren Bezugspersonen erfahren – so als ob die Liebe das Kind wie „ein angenehmes, gleichmäßiges, warmes Bad" umgibt (Pikler 1982, 57). Dennoch – und dies ist so beeindruckend durch Martino Bernards Dokumentarfilm („Lóczy, wo kleine Menschen groß werden") über Emmi Piklers langjährige Erfahrungen in dem Kinderheim Lóczy in Budapest belegt worden – soll diese Zuwendung nicht quantitativ, sondern qualitativ erkennbar gezeigt werden. In Lóczy war es nicht notwendig, die Kinder rund um die Uhr zu beschäftigen. Die Zeiten der Zuwendung in der Pflege für das Kind, die von seiner Bezugsperson sehr fürsorglich und intensiv genutzt wurden, reichten aus, um ihm Sicherheit zu geben und eine stabile zwischenmenschliche Beziehung aufzubauen. Während der Pflegehandlungen hatte der Säugling die Zuversicht, dass er die ungeteilte Aufmerksamkeit der Pflegerin hatte. Jeder einzelne noch so kleine Handlungsschritt der Pflegerin wurde für den Säugling sehr genau und mit kindgerechter Stimme sprachlich begleitet, um ihm eine Orientierung zu geben und um eine Beziehung zwischen Bewegung und Sprache herzustellen. Das Kind braucht

> *„die Erfahrung, dass die freundlichen Worte wirklich an es selbst gerichtet sind, dass die sich über ihn beugende Person mit ihren Augen, Worten und Händen auf Antwort – auf seinen Blick oder sein Lächeln wartet und auf seine Laute lauscht"* (Vincze 1997, 45).

Diese sichere, emotionale Bindung zur Bezugsperson stattet das Kind mit einem Selbstwertgefühl aus, das sein Explorationsverhalten begünstigt (Kirschke, Hörmann 2014). Sie schenkt dem Kind eine Zuversicht, die es ihm ermöglicht, sich lange und intensiv mit seiner Umwelt auseinanderzusetzen. Die Erkenntnis, dass **wie** ein Kind etwas Neues lernt, auch ein Teil von dem ist, **was** es lernt – was es über sich selbst lernt – untermauert diese Vorgehensweise. „Schau mal, was ich jetzt kann, was ich selbst herausgefunden habe!" hat eine ganz andere Aussagekraft und Bedeutung für das Kind als „Jetzt kann ich das dank deiner Hilfe!" Diese Aussage wird von Jacoby untermauert mit den Worten: „‚Komm, ich will dir zeigen, wie man es machen muss', das ist der Beginn des Unproduktivwerdens des Kindes" (Jacoby 1994, 184).

Mitte des 20. Jahrhunderts hat John Bowlby die Bedeutsamkeit der Entwicklung einer konstanten, feinfühligen Beziehung zwischen dem Kind und seiner Bezugsperson in den Kleinkindjahren erforscht. Die Bindungstheorien betonen:

> *„Je mehr ein Kind sich auf die Verfügbarkeit seiner Fürsorgeperson verlassen kann, desto mehr kann es sich Neugierde, Erkundungsdrang und dem Spiel hingeben"* (Kirschke/Hörmann 2014, 5).

Durch eine herzliche, innige und konstante Beziehung zwischen dem Kind und seiner Bezugsperson entsteht ein sicher gebundenes Kind. Die Bedeutung des Blickkontakts in Zusammenhang mit der ungeteilten Aufmerksamkeit, die der Erwachsene dem Kind zuteilwerden lässt, kann hier nicht stark genug hervorgehoben werden. Es wird befürchtet, dass die Entwicklung dieser stabilen Bindung in der heutigen Zeit allerdings längerfristig durch den ständigen Umgang mit dem Handy im Dabeisein des Kindes gefährdet ist. Die Ablenkbarkeit, die durch den häufigen Handy-Gebrauch entsteht, kann zu einer unsicher-ambivalenten Bindung führen, weil das Kind keine zuverlässigen Handlungsmuster von der Bezugsperson erfährt. Manchmal geht die Bezugsperson liebevoll auf die Bedürfnisse des Kindes ein und ein anderes Mal gar nicht oder sie reagiert abweisend. Das unberechenbare Verhalten verunsichert das Kind, und die Folge davon können für das Kind „geringes Explorationsverhalten, starkes Klammern, ängstliche Passivität und schnelle Verunsicherung sein" *(Kirschke/Hörmann 2014, 10).*

Was können wir als Erwachsene konkret tun, um Kinder auf ihren Entdeckungsreisen zu unterstützen? Als Erstes sollen wir Geduld mit dem Kind haben und ihm und seiner Lernfähigkeit Vertrauen schenken. Wir müssen dem Kind Zeit und Ruhe geben zu experimentieren. Dabei muss es ihm erlaubt sein, Fehler zu machen und die Konsequenzen seiner eigenen Handlungen zu erfahren (Falk 1997). Ebenso ist es wichtig, dass das Kind verschiedene Varianten ausprobieren kann, um zu eigenen Strategien zu finden. Nur so kann es lernen. Eine unnötige Hilfestellung der Erwachsenen könnte die natürliche Triebkraft des Kindes unterbinden. Darüber hinaus müssen genügend Zeit und Übungsmöglichkeiten für das Kind vorhanden sein, um bei der Aneignung neuer Bewegungen zu einer motorischen Stabilität und Bewegungsqualität zu gelangen. Wenn das Verhalten des Erwachsenen durch bewusste Sensibilität für die sensomotorische Interaktion des Kindes mit seiner Umwelt geprägt ist, hat das Kind eine Chance, in diesem Lernprozess die Initiative zu ergreifen (Wild 1997). Und das ist die wichtigste Voraussetzung, um ein aktives Lernen seitens des Kindes in Gang zu setzen.

Statt die Führung in dem Lernprozess zu übernehmen, beobachtet der Erwachsene das Kind, um dann eine für das Kind geeignete Spielumgebung zu gestalten. Laut Vygotsky ist es am besten, wenn wir das Kind beim freien Spiel ohne irgendwelche Aufforderungen von außen beobachten; denn, wenn es ins freie Spiel vertieft ist, funktioniert es auf seinem höchsten Entwicklungsniveau (Vygotsky 1993a). Die Beobachtungen können dem Erwachsenen nützliche Informationen über das Kind liefern, wie z.B., welche Bewegungen, welche Motive für das Kind gerade aktuell und relevant sind.

Es ist ein Irrtum zu glauben, dass sich jedes Kind gleich entwickeln muss. Der individuelle Rhythmus des Kindes beim Erwerb von motorischen Handlungen ist zu respektieren.

> *„Was zählt, ist, dass ein Entwicklungsschritt auf den anderen folgt und erst vollständig angeeignet sein muss, um eine solide Grundlage für den nächsten Schritt zu bilden“ (David/Appell 1995, 31).*

Allerdings überschneiden sich die einzelnen Entwicklungsschritte. Von sich aus pendeln Kinder von einem Entwicklungsschritt zum nächsten und wieder zurück. Wichtig dabei ist, dass dafür genügend Zeit und Möglichkeiten gegeben werden. Die Literatur über die einzelnen Entwicklungsstufen soll nur der groben Orientierung dienen. Sie soll auf keinen Fall zu einem defizitorientierten Denken oder zu einer Erwartungshaltung hinsichtlich einer termingerechten motorischen Entwicklung führen. Sie soll genutzt werden, um unseren Blick dafür zu schärfen, was das Kind bereits kann. Nur so lässt sich eine geeignete Spielumgebung für das individuelle Kind gestalten. Durch Beobachtung können wir außerdem die individuelle Vorgehensweise des Kindes erkennen, mit der es Eindrücke verarbeitet, welche Strategien es nutzt, wenn es sich mit etwas auseinandersetzt. Eine gezielte Beobachtung erfordert relativ viel Zeit, aber je ausführlicher die Beobachtungen sind, desto genauer kann eingeschätzt werden, was das Kind momentan kann.

Diese gesammelten Informationen geben dem Erwachsenen Hinweise darüber, welche Aktivitäten und Materialien für das Kind gerade angebracht sind, um dessen intrinsische Motivation zu unterstützen. Oberste Priorität bei der Gestaltung von geeigneten Spielsituationen hat die Anpassung an den Fähigkeitsstand und die Interessen des Kindes. Das spielerische Lernen setzt voraus, dass das Spielniveau genau an der Stelle der Entwicklung ansetzt, wo das Kind sich derzeit befindet. Nur so kann es zur eigenständigen Anbahnung von motorischen Handlungen angeregt werden.

Unsere Aufgabe ist es, motivierende und Neugier weckende Spiel-/Lerninszenierungen zu gestalten, die das Kind zur Eigenaktivität anregen. Die Entdeckung, welche Freude die eigene spontane Aktivität bereiten kann, ist ein Ansporn für das Durchhaltevermögen und die Kommunikationsbereitschaft des Kindes. Außerdem ist es wichtig, dem Kind gelegentlich eine Herausforderung anzubieten, die es zur Bewältigung gewisser „Probleme" anspornt. Es soll seine eigene Handlungsplanung einsetzen, um Lösungsstrategien zu entdecken und auszuprobieren. Dadurch können passende Reaktionen des Kindes relativ leicht ohne direkte Aufforderung durch den Erwachsenen provoziert werden. Will man zum Beispiel ein Kind dazu bringen, seine Arme nach oben zu strecken, macht es ihm viel mehr Spaß und ist außerdem neurologisch effektiver, wenn es in einer Spielsituation dazu angeregt wird. Das Kind soll ein kreatives und verantwortliches Handeln entwickeln, das für ihn eine lebenslange Quelle der Befriedigung bedeutet (David/Appell 1995).

2.4 Das Spiel als mächtiges Lernmedium

Nach Toni Linder, einer renommierten Professorin der Erziehungswissenschaft der University of Denver, Colorado, darf das Spielen nicht unterschätzt werden. Das Spiel wird

> *„als mächtiges Lernmedium bezeichnet, weil es selbst initiiert wird, genussvoll ist und das Lernen durch Entdeckung in Situationen anleiert, die einem persönlich etwas bedeuten" (Linder 1993a, 25).*

Gerade im kindlichen Spiel erscheinen „vielfältige Formen von Fantasie und Kreativität. Es werden hier Formen einer symbolisch gesteuerten Auseinandersetzung mit der Wirklichkeit sichtbar, die auch als Lernprozesse beschrieben werden können" (Duncker 1995, 4f). Während des Spielens sucht das Kind Probleme, die es lösen kann, um sich damit spielerisch auseinanderzusetzen. Das Spiel bezieht oft das explorative Hantieren mit Gegenständen ein und fördert die notwendige Wiederholung von Bewegungen. Beim Spielen erfährt das Kind, dass es Einfluss und Kontrolle auf die Umwelt durch seinen eigenen Körper ausüben kann. Außerdem wird ihm die Gelegenheit geboten, Freude sowohl durch die Ausführung einer Aufgabe als auch durch das Lösen eines Problems zu erleben, unabhängig von Lob und Zustimmung durch Erwachsene (Freud 1970). Das Entdeckungs- und Spielverhalten der früheren Jahre trägt zum Wachstum und zur Kontrolle der sensorischen und muskulären Systeme bei. Da „wie gelernt wird" ein entscheidender Faktor des Lernprozesses ist, ist es umso wichtiger, dem Kind ein geeignetes, anregendes Spielmilieu zu schaffen, das seine Neugier weckt, seine Sinne schärft und ein selbstinitiierendes Handeln aktiviert (Duncker 1995).

Die obigen Ausführungen betonen die Wichtigkeit des Spiels. Es kann als Werkzeug dienen, um eine Lernsituation zu gestalten, die die Risiken und Folgen einer Aufgabe oder einer motorischen Handlung auf ein Minimum begrenzt, so dass das Kind angeregt wird, die Aufgabe durchzuführen, auch wenn es das normalerweise in seinem Alltag nicht tun würde. Dennoch wird der Begriff „pädagogisches Lernen" nicht immer von allen Seiten als etwas Positives angesehen. Diejenigen, die aufgrund von früheren Erfahrungen das Spiel als ein manipulatives und fremdgesteuertes pädagogisches Werkzeug erlebt haben, sind zu Recht skeptisch. Für sie wurde das Spiel von seiner ursprünglichen Bedeutung entfremdet. Einige Spielpädagogen (Renner 1995, Flitner 1996) weisen darauf hin, dass die Freiheit und Zwecklosigkeit zum Wesen des Spiels gehören. Es wird überhaupt in Frage gestellt, ob das Spielen für außerspielerische Zwecke genutzt werden könne, ohne es selbst zu entfremden. Nach Flitner sind

> *„Spiele zum Lernen, zur Intelligenzförderung, zum Socialtraining, zur Traditionsförderung und zu allen möglichen anderen Zwecken keine Spiele mehr. Sie gehören allenfalls noch zu den Randzonen des großen Feldes von Erscheinungen, die wir Spielen nennen; in ihrem Kern sind sie didaktische Maßnahmen, Training oder allenfalls Einkleidung des Lernens" (Flitner 1996, 133).*

Das Spielen als Werkzeug zu benutzen, entmündigt den Spieler und ignoriert das Selbstbestimmungsprinzip des Spiels. Renner behauptet, dass solche Manipulationen Misstrauen fördern, „weil hinter jedem angebotenen Spiel eine bestimmte Absicht vermutet werden kann" (Renner 1995, 49).

Dennoch ist das kindliche Spiel als die wichtigste Lernmöglichkeit zu verstehen. Es sollten daher möglichst viele Gelegenheiten zum Spiel angeboten werden. Eine Verflechtung zwischen Spiel und Förderung ist nur dann sinnvoll, wenn dabei die folgenden Eigenschaften des Spiels respektiert und eingehalten werden:

- Das Spielen ist genussvoll.
- Das Spielen wird von den Teilnehmern geschätzt.
- Das Spielen ist spontan.
- Das Spielen ist freiwillig; es wird dem Spieler nicht aufgezwungen.
- Das Spiel setzt die aktive Teilnahme des Spielenden voraus.

- Es gibt eine innere Motivation, ein inneres Streben für das Spielen.
- Der Spieler hat die Situation unter Kontrolle. Er kann selbst bestimmen, was gespielt wird und wie es gespielt wird.

Das Ziel des Spiels ist mit dem Begriff „Flow“ (im Fluss) nach dem amerikanischen Psychologen Mihaly Csikzentmihaly gleichzusetzen. Flow führt zu einer Art Ekstase. Es ist ein sehr intensives Erlebnis, man vergisst die Zeit, und die Aufmerksamkeit ist nur auf eine Sache gerichtet. Dies kann erreicht werden, wenn wir dem Kind die „genau richtige“ Herausforderung anbieten. Wenn die Herausforderungsebene dem Fähigkeitsstand des Individuums entspricht, passiert „Flow“. Flow führt zu einer erhöhten Aufmerksamkeit, und man hat das Gefühl, die Kontrolle über die Sache zu haben. Flow ist auch spontan und passiert mit einer Leichtigkeit bzw. Mühelosigkeit. Die Auslöser von Flow-Erlebnissen sind sehr vielfaltig und hängen vom Individuum, seinen Fähigkeiten, seinem Alter und seinen Interessen ab (Csikszentmihaly 1992). Drei Beispiele aus unserer Praxis heben die Eigenschaften von Flow hervor:

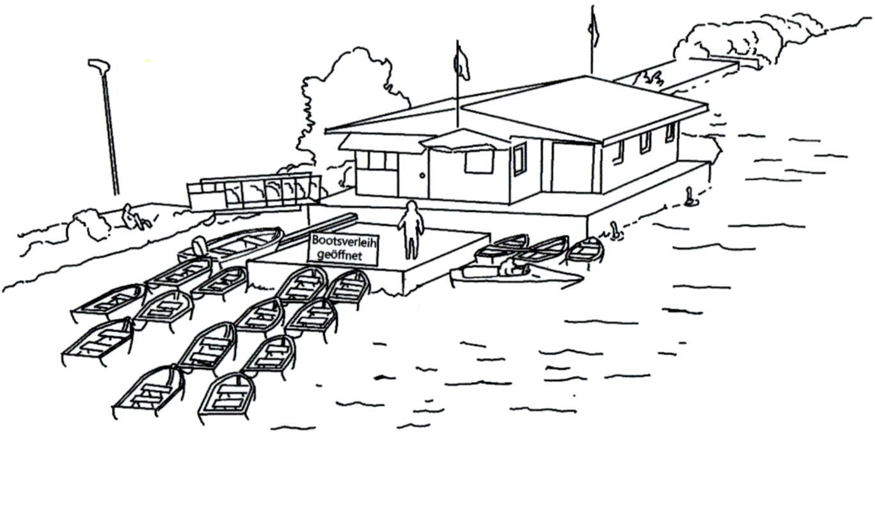

Abb. 1: Bootsverleih (Þorsteinnsson 2020)

- Abbildung 1 zeigt ein Bootshaus, das einer Familie mit einem damals 7-jährigen Kind gehörte. Das Kind, das mit 3½ Jahren erblindete, besuchte eine Regelschule und hat im Alter von 6 Jahren eine Schulung in Orientierung und Mobilität begonnen. Das Bootshaus war die Arbeitsstelle der Eltern und diente gleichzeitig als Spielplatz für das Kind, das schon schwimmen konnte. Stellen Sie sich vor, wie das Kind völlig selbständig an einer Kette neben dem Zugang zum Bootshaus zur Plattform gelangt, wie es dabei auf der Kette mit Freude auf und ab springt und wie es sich von Tretboot zu Tretboot schlängelt, indem es das Seil, das die Boote miteinander verbindet, zu sich heranzieht und dann von einem Boot zum anderen springt.
- Einmal hatten wir alle Angst, als wir ein anderes Kind, Joachim, nicht finden konnten. Es war auf einer unserer ersten Lern-Sommerfreizeiten für Kinder mit Blindheit oder Sehbehinderung, deren Gelände sich direkt an einem Fluss befand. Joachim war ein 13-jähriger Schüler, der von Geburt an vollblind war. Er verschwand öfters in den Pausen, und wir machten uns große Sorgen, bis wir herausfanden, dass sein Verschwinden durch für ihn spannende Entdeckungsreisen auf dem Gelände verursacht wurde. Er war so neugierig und wissbegierig und, noch besser, er traute sich zu, seine Umwelt selbständig zu erforschen.
- Ein anderes Kind war blind mit einer schweren geistigen Beeinträchtigung. Es lag auf einer Resonanzplatte in einem „Little Room“, dem Kleinraum von Lilli Nielsen. Mit aller Kraft und Intensität versuchte es, seinen Körper gezielt zu drehen, Arme und Hände so zu bewegen, dass es einen Gegenstand, den es vorher zufällig berührt hatte, erneut anfassen konnte. Und dann, als es endlich geschafft hatte, Kontakt zu dem Objekt herzustellen, wurde der Gegenstand geklopft, geschoben und nach einiger Zeit auch festgehalten, so dass das Kind in aller Ruhe eine Untersuchung mit beiden Händen durchführen konnte (Nielsen 1993, 81ff).

Alle diese Kinder befanden sich im „Flow“. Ihre Aktivitäten waren durch Wissbegierde, Neugier, gespannte Erwartung, sinnliche Erfahrung und Eigenerfahrung gekennzeichnet. Das sind eminent wichtige Voraussetzungen für das Lernen.

2.5 Geeignete Rahmenbedingungen für das Lernen in den Baby- und Kleinkindjahren

Damit sich ein Kind für das Abenteuer des Spiels öffnen kann, müssen seine körperlichen und psychischen Grundbedürfnisse erfüllt werden. Es muss sich geborgen fühlen und Zuwendung, Liebe, Vertrauen und Sicherheit in seinem Alltag spüren. Es darf in der Spielsituation keinem Druck von außen ausgesetzt werden, sondern es muss selbst bestimmen können und das Gefühl haben, Kontrolle über sein Handeln zu haben. Es benötigt auch dafür Bewegungsfreiheit, die durch entsprechende Kleidung und eine angemessene räumliche Umgebung sichergestellt werden sollte. Um sein Interesse und seine Neugier wach zu halten und ihm die Möglichkeit zu geben, Spielsachen selbst auszuwählen, ist es sinnvoll, eine Variation von Spielzeugen und Gegenständen zur Verfügung zu stellen. Allerdings ist es wichtig, das Kind nicht mit zu viel Spielzeug auf einmal zu überhäufen, weil es sonst verwirrt werden könnte und sich daher nur oberflächlich mit den einzelnen Gegenständen auseinandersetzen würde.

Der Alltag soll dem Kind eine gewisse Regelmäßigkeit bzw. Beständigkeit bieten, die es ihm erlaubt, Muster zu erkennen und Erwartungen zu bilden. Genügend Zeit ist genauso unerlässlich, um dem Kind die Chance zu geben, sein Spiel-/Lerntempo selbst zu bestimmen. Dabei müssen ausreichende Übungsmöglichkeiten zur Verfügung stehen, die gezielt durch Variationen gekennzeichnet sein müssen, um sein Interesse aufrechtzuerhalten. Das Kind lernt von sich aus, wenn es genügend Gelegenheit hat, seine Welt durch das Prinzip „Ursache-Wirkung“ zu erobern. Das bedeutet allerdings, dass es die Freiheit haben muss, Fehler zu machen. Und letztendlich ist es wichtig – und das ist nicht zu unterschätzen –, dass das Kind die Möglichkeit erhält, seine Spielerlebnisse seiner Bezugsperson mitzuteilen.

In der heutzutage geschäftigen, von Terminen bestimmten Alltagsgestaltung müssen wir lernen, dass das Spiel des Kindes nicht einfach gedankenlos unterbrochen werden darf. Mit dem Wissen um die Bedeutung für seine Entwicklung sollten wir dem Kind mit Respekt begegnen.

2.6 Durch die Hirn- und Lernforschung unterstützte Lernprinzipien

Die Hirn- und Lernforschung der letzten Jahrzehnte hat unser Verständnis vom Lernen grundsätzlich verändert. Lange Zeit akzeptierte Annahmen mussten aufgegeben werden und wurden durch Theorien ersetzt, die den Erkenntnissen aus der Lernforschung entsprachen. Heute ist es bekannt, dass das Lernen durch innere und äußere Einflüsse gesteuert wird. Welche wesentlichen Lernprinzipien sind durch wissenschaftliche Erkenntnisse aus der Lernforschung bestätigt worden bzw. durch sie entstanden?

1. **Kinder müssen neu gelernte Bewegungen viele Male und von verschiedenen Ausgangslagen aus ausprobiert haben, bevor sie diese automatisieren und in ihr Bewegungsrepertoire integrieren können. Je öfter die Bewegungen durchgeführt werden, desto fließender und harmonischer werden sie. Wiederholungen führen zu Bewegungsqualität.**
   Denn neurophysiologisch betrachtet passiert Lernen, wenn sich die Stärke der synaptischen Verbindungen ändert. Da wir ständig mit Reizen konfrontiert werden, lernt das Gehirn naturgemäß andauernd. Neue synaptische Verbindungen werden durch die Auseinandersetzung mit der Erdanziehungskraft, unseren Bewegungen und unserer Umwelt erzeugt. Bereits vorhandene neuronale Muster werden durch das häufige Ansprechen (die Nutzung) ihrer Empfängerzellen bestätigt, bzw. gefestigt oder können auch durch Nicht-Gebrauch abgeschwächt bzw. blockiert werden.
2. **Um das Gehirn optimal zu nutzen, ist es für das Kind wichtig, die neuronale Reife erlangt zu haben. Ein von außen gesteuerter Versuch, eine Entwicklungsbeschleunigung des Kindes zu erreichen, kann nur auf Kosten der Bewegungsqualität geschehen.**
   Denn nach Healy, einer amerikanischen Erziehungswissenschaftlerin, sind

> *„bei der Geburt nur die Nervenbahnen, die den primitivsten Reflexen oder Systemen entsprechen, wie z.B. dem Saugen, mit einer wachsähnlichen Schicht umhüllt. Diese Myelinschicht isoliert die Nervenbahnen und ermöglicht eine schnellere und stärkere Informationsübertragung. Von Geburt an bis ins Erwachsenenalter werden weitere Nervenbahnen myelinisiert und zwar in einer langsamen und allmählichen Entwicklung von niedrigen zu höheren funktionellen Systemen. Ihre Entwicklung entspricht der Fähigkeit, ein höheres Denkniveau einzusetzen“* (Healy 1990, 67).

Bedeutend ist also, dass Gehirnregionen noch nicht effektiv funktionieren, bevor sie myelinisiert sind. Allerdings kann durch Verletzungen des neuronalen Gewebes eine strukturelle Plastizität im Gehirn entstehen (Schäfers o.J.). Das bedeutet, dass Gehirnareale zur Not Funktionen übernehmen können, wofür sie ursprünglich nicht vorgesehen waren. Aus diesem Grund ist es nicht sinnvoll, ein Kind dazu bringen zu wollen, ein gewisses Lernen zu forcieren, wenn der für das Lernen vorgesehene Teil des Gehirns für die Aufnahme noch nicht reif ist und daher auf weniger geeignete Hirnteile umgeleitet werden könnte.

3. **Für die Bewegungsqualität ist es wichtig, dem Kind genügend Zeit und unterschiedliche, abwechslungsreiche Möglichkeiten zu geben, sich mit den einzelnen Schritten zu befassen.**

   Denn motorisches Lernen erfolgt in einer Entwicklungssequenz. Nach der Aussage der Psychologin und Beschäftigungstherapeutin Jean Ayres behauptet die Sensorische Integrationstheorie, dass die Entwicklung der sensorischen Integration schrittweise entsprechend den Reifungsprozessen des zentralen Nervensystems verläuft, indem jede Entwicklungsstufe die Grundlage für die Entwicklung noch komplexeren Verhaltens schafft. Es wurde angenommen, dass sensorische Integrationsstörungen entstehen können, wenn eine Entwicklungsstufe auf einer früheren, nicht ausgereiften Entwicklungsstufe aufbaue (Ayres 1984). Daher war die Aussage von David und Appell hervorzuheben: Nur ein Entwicklungsschritt, der vollständig angeeignet worden ist, bietet eine solide Grundlage für die Entwicklung weiterer Schritte.

   Kontraindikativ kann die folgende, oft in der frühkindlichen Entwicklung beobachtete Szene sein. Nachdem es ein Kind gerade mit Müh' und Not geschafft hat, sich gegen die Erdanziehungskraft an einem Möbelstück hochzuziehen, versuchen ungeduldige Eltern, ihren Nachwuchs in dem Moment freudestrahlend und erwartungsvoll mit den Worten zu sich zu locken: „Ja, komm, komm zu Papa/Mama." Statt sich mit dem Kind zu freuen, dass es den Meilenstein „Sich Aufrichten" endlich bewältigt hat und ihm die dafür nötige Zeit und Übungsmöglichkeit zu schenken, damit es seine Bewegungsqualität und sein Gleichgewicht stabilisieren kann, wird versucht, das Kind aus der gerade erreichten Entwicklungsstufe in die nächste zu bringen. Dadurch kann die Entwicklung der Bewegungsqualität gefährdet werden.

4. **Das Gehirn lernt „von Beispielen zu Regeln". Dabei ist es wichtig, viele unterschiedliche Beispiele zu geben, um Langeweile vorzubeugen und die kindliche Neugier aufrecht zu erhalten.**

   Denn dabei werden nur die Informationen, die wir momentan für bedeutungsvoll und wichtig halten, vom Gehirn gespeichert. Neu gelernte Bewegungen müssen immer wieder durchgeführt werden, allerdings jeweils mit neuen Herausforderungen. Wenn das Kind, zum Beispiel, dabei ist, laufen zu lernen, ist es wichtig, dass es vielfältige Erfahrungen unter verschiedenen Bedingungen sammelt, wie das Gehen über unterschiedliche Böden, beispielsweise Wiese, Kies, dicke Steine usw. Dadurch wird die Neugier des Kindes aufrechterhalten (Spitzer 2006).

5. **Nur aktive Erfahrungen beeinflussen das Gehirn. Das Vorhandensein von Stimuli reicht nicht aus, um lernen zu können, sondern man muss sich persönlich mit diesen Stimuli auch in der Handlungsplanung aktiv auseinandersetzen. Nur das, was das Kind selbst plant und tut, formt das Gehirn.**

Denn „Das Nervensystem lernt am besten, wenn es seine Beziehung zur Welt in Form von selbstinitiierter und selbstgesteuerter Erkundung erfährt" (Kish 2015, 32).

Diese Aussage wurde von Remo Largo durch eine Untersuchung mit acht Wochen alten Säuglingen bestätigt. Drei Wochen lang für jeweils zehn Minuten am Tag wurden Mobiles über den Bettchen von Säuglingen angebracht. Das Experiment wurde in drei Gruppen mit jeweils folgenden unterschiedlichen Ausgangsbedingungen durchgeführt: In *Gruppe 1* gab es Mobiles, die sich nach dem Zufallsprinzip bewegten; in *Gruppe 2* waren Mobiles, die jede Minute fünf Sekunden lang eine Drehbewegung ausführten; und in *Gruppe 3* waren die Mobiles mit Drucksensoren im Kopfkissen der Kinder verbunden, so dass die Kopfbewegungen dieser Kinder Bewegungen des Mobiles auslösten. Die Auswertung dieser Untersuchung zeigte, dass die Kinder der Gruppen 1 und 2 die Mobiles immer weniger beachteten und sich die Zahl ihrer Kopfbewegungen nicht geändert hatte. Dagegen stieg die Aufmerksamkeit der Kinder und die Häufigkeit ihrer Kopfbewegungen in Gruppe 3. Diese Kinder hatten gelernt, dass ihre eigenen Kopfbewegungen die Bewegung der Mobiles beeinflussten. Weiter wurde beobachtet, dass im Gegensatz zu den Gruppen 1 und 2, die Kommunikationsbereitschaft der Kinder der Gruppe 3 gestiegen war. Ihre Gesichtsausdrücke waren lebhafter, sie lächelten und lautierten mehr. Die Ergebnisse dieser Untersuchung machen außerdem deutlich, welche wichtige Rolle die Neugier beim kindlichen Lernen spielt. Wenn diese Neugier dazu führt, dass das Kind das Geschehen durch seine Eigenaktivitäten beeinflussen kann, wird das Lernen verstärkt (Hermann 2006).

6. **Kinder lernen am besten, wenn sie den Lernstoff selbst bestimmen.**
   Denn das Neuerlernte muss an ein entsprechendes, schon angeeignetes Vorwissen im Gehirn des Individuums anknüpfen, um überhaupt für den Betroffenen eine Bedeutung zu haben. Somit kann die neue Information durch das Empfängergehirn strukturiert, eingeordnet und in das vorhandene Wissen

integriert werden. Wenn Kinder den Lernstoff selbst bestimmen, können sie auf der Grundlage ihrer bisher bereits erlernten und im Hirn verankerten Fähigkeiten und Fertigkeiten selbst andocken und an das bereits vorhandene Wissen anknüpfen (Hüther 2006).

7. **Das Lernklima wird mitgelernt und ist mitentscheidend für den Lernerfolg und das spätere Abrufen des Wissensinhaltes.**
   Denn die Rolle der Emotionen beim Lernen ist kaum zu überschätzen. Das momentane Gefühl für den eigenen Körper ist wichtig beim Lernen. Die Hirnforschung bestätigt, dass Umwelterfahrungen biologische Auswirkungen auf unseren Körper haben. Beim genussvollen Lernen wird Dopamin freigesetzt: Ein freudiges Lernen führt zu Beharrlichkeit und Ausdauer. Bei einem Lernklima, das Angst auslöst, ist das Gehirn dagegen im Angstmodus. Das Gelernte steht unter dem Einfluss der Amygdala: Puls und Blutdruck steigen, die Muskeln spannen sich an – man ist auf Kampf/Flucht vorbereitet und das Lernen ist erschwert.
   Weiter betont die Gedächtnisforschung, dass der konkrete Kontext, in dem gelernt wird, auch mitgelernt wird. Das heißt, „wer" dabei war oder vermittelt hat, „wo" und „wann" diese Lernsituation erfolgt ist, ist wichtig. Dieser Kontext wird mitgespeichert und ist mitentscheidend für den Lernerfolg. Nach Gerhard Roth kann dieser Lernkontext förderlich oder hinderlich für ein Abrufen eines Wissensinhaltes sein (Roth 2006, Bauer 2006).
8. **Die menschliche Interaktion hat einen positiven Einfluss auf das Lernen.**
   Denn eine sprachwissenschaftliche Studie aus USA (Kuhl et al. 2003) hat die Wichtigkeit der zwischenmenschlichen Erfahrungen beim Lernen aufgezeigt. Amerikanischen Kleinkindern (im Alter von 9 bis 11 Monaten) wurde zwei Monate lang jede Woche Mandarin-Chinesisch vorgelesen, und zwar von einer realen Person. Das Alter der Kinder ist hier wichtig, weil Babys mit der Fähigkeit geboren sind, alle Sprachlaute der Welt zu lernen, zu hören und auszusprechen. Sie verlieren diese Fähigkeit mit der Zeit. Eine Vergleichsuntersuchung hat das Gleiche mit Kleinkindern in demselben Alter gemacht, aber ohne, dass ein Mensch vorgelesen hat. Stattdessen wurde das Chinesisch in dem Zeitraum mit der gleichen Intensität den Kindern per Rekorder vorgespielt. Nur die Kinder, denen von einer echten Person vorgelesen wurden, haben die Fähigkeit, die chinesischen Sprachlaute zu erkennen, später behalten, obwohl sie sonst amerikanisches Englisch sprachen. Es wurde daraus geschlossen, dass es wichtig ist, von einem Menschen vorgelesen zu bekommen. Ausschlaggebend ist also die soziale Interaktion.

2.7 Grundregeln einer geeigneten Lernsituation bei der Aneignung motorischer Fähigkeiten

Aus den bisherigen Ausführungen sind allgemeine Eigenschaften für eine optimale Vermittlung lebenspraktischer Fähigkeiten zu erkennen. Grundregeln einer geeigneten Lernsituation sind:

- Die Bezugsperson bzw. der Pädagoge muss ein grundlegendes Vertrauen in die Entwicklungsmöglichkeiten des lernenden Individuums haben.
- Die Lernerfahrung basiert auf Freiwilligkeit. Der Erwachsene darf dabei keinen Druck ausüben. Die Einsicht und Motivation des Lernenden ist eine unabdingbare Voraussetzung für das Lernen.
- Um offen für eine Lernerfahrung zu sein, müssen die körperlichen und psychischen Grundbedürfnisse des Kindes befriedigt werden. Bewegungsfreiheit (Kleidung und Spielbereich) muss auch gewährleistet sein.
- Das Lernangebot orientiert sich an dem, was das Kind kann. Das bedeutet, man muss sein Gegenüber genauer kennen. Welche Ressourcen, Interessen, Vorlieben und Vorerfahrungen bringt er mit? Mit diesem Wissen kann das Lernangebot eher an den Fähigkeitsstand des Lernenden anknüpfen.
- Das Lernangebot ist so gestaltet, dass die Neugier des Kindes geweckt wird. Neugier und Aktivität führen zu
  1. Wiederholungen der eigenen Aktivität
  2. Aktivierung des Gedächtnisses
  3. Experimentieren, Untersuchen und Vergleichen
  4. Nachahmung der Handlungen anderer
  5. Beantwortung sozialer und sprachlicher Botschaften
  6. Ergreifen von Initiative
  7. Interesse, eigene Erlebnisse mit anderen zu teilen.
- Das Verhalten der Bezugsperson bzw. des Pädagogen ist während der Spiel-/Lernsituation durch Geduld, Zurückhaltung und behutsame Achtsamkeit geprägt. Dadurch wird zugelassen, dass das Kind selbst die Initiative ergreifen kann.
- Während des Lernens/Spielens muss ausreichend Zeit gegeben werden, um das Lerntempo durch das Kind bestimmen zu lassen.
- Vielfältige Gelegenheit für Wiederholungen mit Variationen müssen vorhanden sein, um neuentdeckte Bewegungen zu stabilisieren.
- Das Kind soll spüren, dass es sowohl als Individuum als auch in seinen Handlungen von dem Pädagogen/ der Bezugsperson ernst genommen wird. Die In-

teraktion mit dem Kind spielt dabei eine wesentliche Rolle. Bevor der Erwachsene das Kind anspricht, muss er sicher sein, dass es tatsächlich ansprechbar ist. Dadurch vermeidet er, das Kind, das sich gerade intensiv mit einer Sache auseinandersetzt, aus seiner Konzentration zu reißen. Geeignete Worte kurz nach Abschluss einer Tätigkeit sind sinnvoll, weil das Kind damit eine Verbindung zwischen dem Gesagten und dem gerade Erlebten herstellen kann und der Lerneffekt verstärkt wird. Darüber hinaus bieten solche Situationen dem Kind Unterstützung und Ansporn zur Kommunikationsbereitschaft.
- Statt dem Kind eine direkte Aufforderung oder Anweisung während des Vermittlungsprozesses zu geben, kann der Pädagoge eine Lernsituation inszenieren, die auf Nachahmung beruht. Dabei kann eine Interaktion zwischen Erwachsenem und Kind, die das spielerische Geben und Nehmen beinhaltet, sehr kreativ und dynamisch sein.
- Lob vom Erwachsenen darf nicht übertrieben werden, sonst wirkt es unglaubwürdig. Wichtig ist es, Lob zu präzisieren, so dass der Ursprung des Lobs dem Lernenden genaue Information liefert, wie z.B. beim Schreibunterricht: „Das „O“ ist jetzt viel besser; es ist nicht mehr so eckig und ist viel runder geworden“. So eine Rückmeldung unterstützt den Lernenden in seinen eigenen Einschätzungen.
- Der Erfolg einer LPF-Vermittlung ist von der Zusammenarbeit mit den Familienangehörigen abhängig, egal ob der Betroffene blind, sehbehindert oder mehrfachbeeinträchtigt ist. Das Nichteinbeziehen der Familie in die Vermittlung von LPF kann zu einem Scheitern der gesamten Maßnahme führen. Sowohl der Lernpartner als auch seine ganze Familie sind durch das Vorhandensein einer Behinderung betroffen: Die Familie als Institution hat durch das Gefühl der Zusammengehörigkeit den größten Einfluss auf seine Angehörige. Die Familienmitglieder verbringen auch viel mehr Zeit mit dem Betroffenen als jeder Lehrer. Sofern sie auch eine positive Einstellung zu Vermittlung von lebenspraktischen Fähigkeiten haben, ist es gut, wenn sie ebenfalls in die Entscheidungsprozesse miteinbezogen werden und Kenntnisse darüber erhalten, wie einzelne ausgewählte Verrichtungen von den Betroffenen ausgeführt werden können.

Diese Faktoren beeinflussen die Umsetzung des Erlernten in den Alltag des Betroffenen. Ebenfalls sollte der LPF-Lehrer ausreichend über die Alltagssituation der Familie informiert sein, um sie mit all ihrem Stress und Zeitmangel bewusst wahrzunehmen. Dadurch kann er vermeiden, pädagogische Vorschläge zu Fördermaßnahmen zu geben, die zu einer noch höheren Belastung in der Familie führen könnte. Die Vorschläge zur Anbahnung von Voraussetzungen oder zur Umsetzung des Erlernten müssen in den Alltag eingebaut werden können, ohne zusätzlichen Stress zu erzeugen.

Diese Grundregeln beziehen sich auf Menschen jeden Alters und müssten natürlich an das Alter, die Erfahrungen, Bedürfnisse und Wünsche des Lernenden angepasst werden. Wenn wir beim eigenen Lernvorgang entdecken, dass das Lernen durch exploratives Neugierverhalten von uns selbst initiiert werden kann, fühlen wir uns stark und freuen uns über das Gelernte. Wenn aber der Lernvorgang so strukturiert ist, dass der Lernstoff dem Lernenden nur durch einen Lehrer zugänglich gemacht werden kann, entsteht der Eindruck, dass der Lernende nicht fähig ist, Lösungsstrategien selbst zu erarbeiten. Die Kunst der Vermittlung ist es, den Lernstoff so zu strukturieren und den Fähigkeiten des Lernenden anzupassen, dass er automatisch angeregt wird.

3 Wie lernen Kinder mit Sehbeeinträchtigungen LPF?

3.1 Begriffsklärung

Da hier etliche Fachbegriffe aus dem Blinden- und Sehbehindertenwesen benutzt werden, gibt es an dieser Stelle Definitionen dieser Fachbegriffe, um Missverständnissen vorzubeugen.

- **Blindheit** – Blind ist nicht gleich blind.
  - **Vollblind:** gar nicht sehen können; keine Wahrnehmung von visuellen Reizen. Dies betrifft nur wenige als blind geltende Menschen.
  - **Blind** (länderabhängig): Im sozialrechtlichen Sinn wird in Deutschland ein Mensch als blind eingestuft, wenn er mit optischer Korrektur auf dem besseren Auge eine Sehschärfe von höchstens 0,02 erreicht und/oder sein Gesichtsfeld auf weniger als fünf Grad eingeschränkt ist. Obwohl er noch minimal sehen und in geringem Umfang hell/dunkel unterscheiden kann, gilt er rechtlich dennoch als blind.
- **Sehbehinderung**: wird nach unterschiedlichen Ausprägungsgraden eingeteilt:
  - **Sehbehindert:** Im sozialrechtlichen Sinn gilt ein Mensch als sehbehindert, wenn er mit optischer Korrektur auf dem besser sehenden Auge eine Sehschärfe von 0,3 erreicht.
  - **Hochgradig sehbehindert** (Sozialrecht): Als hochgradig sehbehindert gilt ein Mensch, wenn er mit optischer Korrektur auf dem besser sehenden Auge eine Sehschärfe von 0,05 erreicht (Grehn 2012).
  - **Zum Begriff der Sehschärfe:** Eine Sehschärfe von 1,0 entspricht der Normalsehschärfe. Wenn ein Mensch ein Sehzeichen erst aus 1 Meter Entfernung erkennt, welches ein normalsichtiger Mensch aus 5 Meter Entfernung erkennen kann, beträgt die Sehschärfe (bzw. der Visus) 1/5 = 0,2 (Henriksen/Laemers 2016).
- **Sammelbegriffe für blind und sehbehindert**
  - **Sehbeeinträchtigung** (in Deutschland der aktuell an der ICF der WHO orientierte Oberbegriff)
  - **Sehschädigung** (in Deutschland ein veralteter Oberbegriff)

3.2 Was bringt es einem Menschen mit einer Sehbeeinträchtigung, LPF zu können?

LPF zu können, bringt Selbstsicherheit und stärkt die sozialen Kompetenzen im Umgang mit anderen Menschen. Die Fähigkeit, den Alltag zu meistern, beeinflusst die Selbsteinschätzung eines Menschen mit einer Sehbeeinträchtigung. Das hat wiederum weitreichende Folgen für die soziale und für die berufliche Integration von Betroffenen.

Wenn ein Mensch, der gar nicht bzw. schlecht sehen kann, nicht in der Lage ist, seinen Alltag zu bewältigen, wird das Nicht-Sehen-Können als *einzelne* Sinnesbeeinträchtigung zu einer *mehrfachen* Beeinträchtigung. Die Abhängigkeit, die dadurch entsteht, führt zu zusätzlichen sozialen Schwierigkeiten. Diese kann sogar eine Barriere für zwischenmenschliche Beziehungen sein, weil die Behinderung und nicht der Mensch in den Mittelpunkt der sozialen Interaktion gerät. Es ist ein gravierender Unterschied, ob über Herrn Schmidt gesagt wird:

- „Das da drüben ist ein Blinder... und er heißt Herr Schmidt."
  oder
- „Das ist Herr Schmidt.... und er ist übrigens blind."

Die Fähigkeit, den eigenen Alltag zu bewältigen, erhöht die Selbstbestimmung, die Selbständigkeit und die Eigenverantwortung des Betroffenen. Das Erlernen von LPF erweitert ebenfalls die Auswahl seiner Handlungsmöglichkeiten. Dadurch entsteht ein gewisser Freiraum für die eigene persönliche Gestaltung. Eine freie Entscheidung etwas zu tun, ist nur möglich, wenn Handlungsalternativen zur Verfügung stehen. Z.B. kann ich die Entscheidung, meine Brote selbst mit Butter zu bestreichen, nur treffen, wenn ich dazu auch tatsächlich in der Lage bin. Ebenfalls kann das Erlernen neuer Tätigkeiten den persönlichen Aktionsradius des Betroffenen ergänzen und zu einer verbesserten Koordination und motorischen Entwicklung führen. Dadurch werden Selbstvertrauen und Selbstbewusstsein verstärkt (Hergert/Hofer 2011).

Die Aneignung von lebenspraktischen Fähigkeiten hat weitreichende Folgen, die sich auch im beruflichen Bereich bemerkbar machen. Ein Angestellter, der seit Geburt blind war, teilte uns mit: „Meine Kollegen gehen mit mir ganz anders um, seitdem sie mitgekriegt haben, dass ich nun in der Kantine mit Messer und Gabel essen kann". Nach der Rehabilitationslehrerin Sperrer-Kniep führt das Erlernen von LPF zur Aneignung etlicher Soft Skills, die für eine berufliche Integration erforderlich sind. Dazu gehören u.a. Selbstvertrauen, Unabhängigkeit, Eigenverantwortung, Handlungswissen, Umgangsstil und Entscheidungskompetenzen (Sperrer-Kniep 2018).

Letztendlich kann eine Vermittlung von LPF längerfristig dazu führen, Pflegebedürftigkeit zu vermeiden oder zumindest deren Ausmaß zu begrenzen.

3.3 Welche Auswirkungen hat das Nicht-Sehen auf das Erlernen von LPF?

Können Kinder, die eingeschränkt oder gar nicht sehen können, motorische Handlungen ganz selbstverständlich erlernen? Der „automatische" Zugang zu der sehenden Welt fehlt dem Kind, das gar nicht oder nur schlecht sehen kann. Sich selbst und andere wahrzunehmen, ist bei Kindern mit einer Sehbeeinträchtigung ein langwieriger und komplexer Prozess. Der visuelle Ansporn, sich zu bewegen, ist nicht oder kaum existent. Mangelnde Bewegung bei Kindern, die blind oder sehbehindert sind, führt zu einer unzureichenden Auseinandersetzung mit sich und der Umwelt, die sich in Entwicklungsverzögerungen bemerkbar machen kann. Sollte das Kind nicht angeregt werden, Bewegungen selbst zu initiieren, können Schwierigkeiten bei der Orientierung und bei der Handlungsplanung entstehen, die später zu einem massiven Nachholbedarf führen.

Daraus ergeben sich einige beunruhigende Fragen: Sollte dem Kleinkind das Sehen als Aneignungs- und Steuerungsmechanismus fehlen, wird es nicht gezwungenermaßen passiv und hilflos in dieser sehenden Welt werden? Muss das Kind mit einer Sehbeeinträchtigung nicht gezielt angeleitet werden, um sinnvolle Bewegungsmuster zu erlernen oder Informationen über seine nächste Umgebung zu sammeln? Wenn dem so ist, bleibt dann die eigene Handlungsplanung des Kindes in der Auseinandersetzung mit sich und seiner Umwelt nicht auf der Strecke? Wird es die Kompetenzen aufbauen können, die ihm Selbstvertrauen in seine eigenen Handlungsfähigkeiten erlauben oder wird es sich als abwartendes und unbeteiligtes Wesen erleben?

Alle diese Fragen sind schwerwiegend und scheinen uns mit unserem jetzigen Wissensstand selbstverständlich zu sein. Allerdings haben sie in den 1970er Jahren keine Rolle in unserer Auseinandersetzung mit der Vermittlung von LPF bei Menschen mit einer Sehbeeinträchtigung in Deutschland gespielt.

3.4 Entwicklungsetappen der Vermittlung lebenspraktischer Fähigkeiten

Anfang der 1970er Jahre war Blindheit mit Hilflosigkeit in der Alltagsbewältigung gleichzusetzen. Seitdem hat sich vieles getan. Es ist keine Seltenheit mehr, Menschen mit einer Sehbeeinträchtigung zu begegnen, die selbstbestimmt und selbständig ihren Alltag meistern können. Diese Metamorphose ist wesentlich durch die Erkenntnisse aus drei Entwicklungsetappen der darauf folgenden vierzig Jahre erreicht worden, die von einem anfänglich technikorientierten Training zu einer letztendlich personenorientierten Didaktik führten.

3.4.1 Erste Entwicklungsetappe (1970er Jahre) – Entwicklung von geeigneten nicht-visuellen Techniken

Mitte der 1970er Jahre war man davon ausgegangen, es könne dem Menschen mit Sehbeeinträchtigung nicht zugemutet werden, die einfachsten elementaren motorischen Handlungen selbständig auszuführen. Sowohl die meisten Betroffenen mit einer Sehbeeinträchtigung als auch ihre Angehörigen, Betreuer, Erzieher und Lehrer – waren fest der Meinung, Menschen mit Blindheit oder einer Sehbehinderung würden nie in der Lage sein können, ihren Alltag selbständig zu meistern. Jedoch sickerten Mitte der 1970er Jahre Berichte aus den Niederlanden nach Deutschland durch (Heslinga 1972), in denen behauptet wurde, dass Menschen mit einer Sehbeeinträchtigung doch eine gewisse Selbständigkeit erlangen könnten, entscheidend wäre dabei die Nutzung einer blindengerechten Systematik bei der Ausführung von motorischen Handlungen. Vereinfacht ausgedrückt: Der Mensch mit einer Sehbeeinträchtigung könne Bewegungsabläufe nicht ausführen, deren erfolgreiche Durchführung vom Sehen abhängig sei. Sollten dagegen die visuellen Kontrollen bei der Ausführung durch andere Sinnessysteme (wie taktil oder akustisch) ersetzt werden, dann wäre es machbar, Bewegungsabläufe ohne das Sehen durchzuführen. Quintessenz: Die Art der Ausführungen müsse an nicht-visuelle Techniken angepasst werden.

Gegen Ende der 1970er Jahre waren Heslinga und seine Veröffentlichungen in aller Munde. Seine Dissertation hat für viel Aufruhr und Euphorie in Einrichtungen für Menschen mit Sehbeeinträchtigung in Deutschland gesorgt. Nachdem man erkannt hatte, warum das Scheitern bei der Bewältigung des Alltags von Menschen mit Sehbeeinträchtigungen zustande gekommen war, wurde zu der Zeit in Deutschland viel Energie in die Entwicklung von nicht-visuellen Methoden gesteckt.

Das Resümee dieser Entwicklungsetappe war gemischt. Obwohl diese Erkenntnis einen bedeutenden Fortschritt für Menschen mit Sehbeeinträchtigungen bedeutete, gab es bei der Vermittlung von LPF immer noch große Einschränkungen. Es war für die Jugendlichen mit Sehbeeinträchtigung neu, jemandem zu begegnen, der ihnen die Aneignung und die Ausführung von motorischen Handlungen zutraute. Es war für sie wie ein Befreiungsschlag, und sie waren willens, ja sogar begeistert, Eigenverantwortung für ihren Alltag selbst tragen zu können. Die Vermittlung, die im Einzelunterricht erfolgte, wurde an den jeweiligen Schüler angepasst. Die Lernschritte waren groß genug, um eine Herausforderung darzustellen, aber auch klein genug, um die Durchführung zu ermöglichen. Es stand ausreichend Zeit zur Verfügung, damit sich der Schüler eine Fertigkeit aneignen konnte, ja sogar dafür, die Lernschritte weiter zu verkleinern, wenn er Schwierigkeiten bei der Aneignung der Fertigkeiten hatte. Dies wurde von den Schülern sehr geschätzt. Das Lerntempo wurde allein von dem Betroffenen bestimmt. Alle Schüler kamen freiwillig zum LPF-Unterricht und brachten viel Eigenmotivation in die Lernsituationen ein.

Zu dem Zeitpunkt war der Vermittlungsstil allerdings mit Training gleichzusetzen. Damals ist man davon ausgegangen, dass es ausreichen würde, die Aufgabe blindengerecht zu gestalten. Man müsse die Ausführung der Aufgabe mit dem Lernenden so lange üben bzw. trainieren, bis diese in sein Bewegungsrepertoire übernommen werden konnte. Rückblickend muss man erkennen, dass diese Techniken unterwiesen wurden, ohne dem Schüler eine aktive Auseinandersetzung mit Lösungsstrategien zu ermöglichen. Sie wurden dem Betroffenen sozusagen übergestülpt.

Die Ergebnisse der damaligen Vermittlung waren verschieden. Für einige Menschen mit Sehbeeinträchtigungen – die späterblindet oder von Geburt an blind waren, aber ohne Nachholbedarf bzw. ohne Entwicklungsrückstände im motorischen und/oder im begrifflichen Bereich – hat die Vermittlung von nicht-visuellen Techniken ausgereicht. Sie waren dadurch im Stande, ihren Alltag selbständiger zu bewältigen.

Aber diejenigen Schüler mit Sehbeeinträchtigungen, die einen Nachholbedarf in motorischen und/oder begrifflichen Bereichen aufwiesen, waren weniger erfolgreich. Zwar waren sie in der Lage, sich eine bestimmte Bewegung anzueignen, aber diese wirkte trotz allem eher „aufgesetzt". Oft wurden diese angeeigneten Bewegungen roboterhaft durchgeführt und konnten kaum bei der Suche nach Lösungsstrategien für andere Probleme eingesetzt werden. Viele dieser Schüler waren einfach überfordert, weil die LPF-Lehrer sie in ihrem Vermittlungseifer nicht dort abgeholt hatten, wo sie sich zu der Zeit befanden. Sie hatten also ihren Entwicklungsstand nicht ausreichend beachtet. Die Vermittlung von LPF orientierte sich damals an dem, was der Betroffene *nicht* konnte, d.h., er wurde ständig mit seinen Defiziten oder seinem Nicht-Können konfrontiert und ihm wurden „Splitterfähigkeiten" (Kap. 3.4.2) angeboten. Leider können solche „Fähigkeiten" nicht als Grundlage für die Aneignung von weiteren motorischen Handlungen genutzt werden, weil sie zum Teil den natürlichen Lernvorgang für die Aneignung neuer Strategien blockieren.

Ende der 1970er Jahre wurde eine amerikanische Veröffentlichung von Linda Baker-Nobles, einer Ergotherapeutin an einem Rehabilitationszentrum für blinde Erwachsene in Kansas USA, entdeckt (Baker-Nobles 1977). Sie berichtete damals von Rehabilitanden, die von Geburt an blind waren, die trotz ausführlichen und intensiven Trainings in LPF und in Orientierung und Mobilität weder in der Lage waren, sich zu orientieren, noch einfachste Alltagsfertigkeiten auszuführen. Solche Fälle gab es zur Genüge in Deutschland. Sie frustrierten jeden LPF-Lehrer, der „sein Bestes" beim Unterrichten gegeben hatte. Baker-Nobles schrieb jedoch, dass einige der besagten Rehabilitanden, die sich ein Jahr lang einer Sensorischen Integrationstherapie (SI-Therapie) (Kap. 3.4.2) nach Jean Ayres unterzogen hatten, nachher besser in der Lage waren, neugelernte Fähigkeiten und Informationen auf andere Situationen zu übertragen. Zwar konnten die Entwicklungsverzögerungen nicht völlig aufgeholt werden, aber eine Besserung der Begriffsbildung und der motorischen Planung war danach ersichtlich.

Der Baker-Nobles Artikel von damals war der wesentliche Anstoß dafür, dass das bisherige Vorgehen bei der Vermittlung von LPF in Deutschland in Frage gestellt wurde. Zwar wurde die Tür für Menschen mit Sehbeeinträchtigungen durch die Erkenntnisse von Heslinga weit geöffnet, indem die „Gleichsetzung von Blindheit mit der Nicht-Beherrschung von LPF" ad acta gelegt wurde, aber was war mit denjenigen Menschen, die von Geburt an blind waren und Entwicklungsverzögerungen während des LPF-Trainings zeigten? Es wurde allmählich klar, dass der damalige Wissensstand an seine Grenzen gestoßen war. Um dieser Herausforderung zu begegnen, musste eine neue Richtung eingeschlagen werden.

3.4.2 Zweite Entwicklungsetappe (1980er Jahre) – Prinzipien der „Sensorischen Integration"

Der Baker-Nobles Artikel war der Anlass für die Kontaktaufnahme mit Ergotherapeutinnen aus dem Institut für Kindesentwicklung in Hamburg, um zusammen mit ihnen die damaligen Vermittlungsmethoden zu reflektieren. Diese

Fachkräfte verfügten über eine Zusatzqualifikation im Bereich der Sensorischen Integrationstherapie. Nachdem sie in unserem LPF-Unterricht hospitiert hatten, bestätigten sie, dass die damalige Form der LPF-Vermittlung bei Schülern mit sowohl Sehbeeinträchtigungen wie auch mit Entwicklungsverzögerungen – gelinde gesagt – nicht zufriedenstellend war. Es wurde versäumt, bei diesen Schülern ihrem Entwicklungsstand entsprechend anzusetzen. Stattdessen wurden den Kindern Splitterfähigkeiten angeboten.

Splitterfähigkeiten sind kurzfristige, oberflächliche Strategien zum Einsatz von Ersatzhandlungen, um eine grundsätzliche Auseinandersetzung mit einem bestimmten Thema oder einer bestimmten Aktion zu vermeiden. Sie führen oft zu keiner dauerhaften Lösung und können meistens nicht auf ähnliche Situationen übertragen werden. Wenn man zum Beispiel einem Kind, das eigentlich in der Lage wäre, eine Schleife binden zu lernen, Schuhe mit Klettverschlüssen anbieten würde, um den vielleicht langwierigen Lernprozess des Schleifebindens zu vermeiden, würde man die Chance auf eine Verbesserung der Fingerfeinmotorik verpassen. Eine vorschnelle Einführung des Klettverschlusses nimmt dem Kind die Einsicht in die Notwendigkeit und die Motivation, sich mit dem Schleifebinden auseinanderzusetzen. Das kann längerfristig eine Erschwernis für die Entwicklung der Feinmotorik sein. Solche LPF-Strategien bieten Kindern mit Sehbeeinträchtigungen dadurch eher nur Krücken für ihr Leben an, statt ihnen das Gehen auf eigenen Füßen beizubringen.

Zu der Zeit gab es zu wenige SI-Therapeuten in Deutschland. Das Institut für Kindesentwicklung war überlaufen von Kindern, die eine SI-Therapie bekamen. Erschwerend kam dazu die Tatsache, dass zu dem Zeitpunkt nur Kleinkinder in Deutschland Zugang zu einer SI-Therapie hatten. Deshalb konnte älteren Schülern mit einer Sehbeeinträchtigung und zusätzlichen Entwicklungsverzögerungen nicht durch eine solche SI-Therapie geholfen werden. Um Abhilfe zu schaffen, bot das Institut für Kindesentwicklung eine Reihe von Fortbildungen über die Sensorischen Integrationstheorie für den LPF-Lehrer an.

Die Theorie der Sensorischen Integration setzt sich mit sensorischen Verarbeitungsstörungen auseinander.

Nach Muders gibt es drei Arten von Wahrnehmungsbeeinträchtigungen bei Kindern:

- Eine **Sinnesbehinderung** – wie z.B. Blindheit – kann man als Wahrnehmungsbeeinträchtigung bezeichnen, weil die visuellen Reize von einem Menschen in der Form nicht aufgenommen werden können.
- Eine **erfahrungs-/soziokulturell bedingte Wahrnehmungseinschränkung bzw. eingeschränkte Umwelterfahrung** ist auch eine Wahrnehmungsbeeinträchti-

gung, wobei zu wenige oder fast keine Vergleichsmöglichkeiten vorhanden sind, um dem Wahrgenommenen eine Bedeutung zu geben.

- Eine **Störung der Sensorischen Integration** ist eine zentrale Wahrnehmungsbeeinträchtigung, wobei die aufgenommenen Außenreize vom zentralen Nervensystem nicht richtig verarbeitet werden. Sie betrifft die zentralnervösen Informationsverarbeitungsprozesse und lässt sich an dem Ergebnis der nicht angepassten motorischen, sprachlichen oder Verhaltensreaktion ablesen (Muders 1991).

Das Einbinden der Prinzipien der Sensorischen Integration in der Vermittlung von LPF erschien eine logische Folge zu sein, da alle Kinder mit Sehbeeinträchtigungen nach dieser Definition mindestens eine Wahrnehmungsbeeinträchtigung hatten:

1. Alle hatten Sehprobleme – entweder konnten sie schlecht oder gar nicht sehen. Das heißt, ihre Sinnesbehinderung war eine Wahrnehmungsbeeinträchtigung.
2. Viele hatten eine mehrfache Beeinträchtigung, sei es noch eine Sinnesbehinderung, eine Körperbehinderung, eine Lern- oder eine geistige Behinderung.
3. Viele hatten durch mangelnde motorische und/oder Umwelterfahrungen noch zusätzlich eine Wahrnehmungsbeeinträchtigung.
4. Einige – aber nicht alle – hatten Sensorische Integrationsstörungen.

Durch die Anhäufung dieser verschiedenen Wahrnehmungsbeeinträchtigungen wurde die Bearbeitung von Sinnesreizen erschwert. Eine Anlehnung an die Prinzipien der Sensorischen Integrationstherapie bei der Vermittlung oder Anbahnung von motorischen Handlungen konnte dabei hilfreich sein, die Folgen dieser Wahrnehmungsstörungen zu mindern.

Die Qualität der erreichten Sensorischen Integration in eine Entwicklungsstufe schafft die Grundlage für die Entwicklung noch komplexeren Verhaltens. Im Vordergrund der Sensorischen Integrationstherapie stehen die Reizaufnahmen und die Differenzierung der drei Körpersinne: Tastsinn, Tiefensensibilität (diese erfolgt über die Rezeptoren in Muskeln, Sehnen und Gelenken) und Gleichgewichtssinn. Diese drei Sinnessysteme spielen eine grundlegende Rolle bei der Entwicklung der Körper- und Raumwahrnehmung und bei der sensomotorischen Entwicklung (Karch/Freitag 2007).

Nach der Ergotherapeutin Anneliese Augustin wurden dem Kind in der damaligen SI-Therapie keine Wissensinhalte vermittelt; es wurden auch keine Funktionen isoliert oder systematisch antrainiert. Stattdessen bot man dem Kind Materialien an, die die sensorische Reizaufnahme verbesserten, so dass eine Integration der sensorischen Informationen gewährleistet werden konnte. Statt sich an sichtbaren Symptomen und Schwierigkeiten des Kindes zu orientieren, wurden die basalen sensomotorischen Fähigkeiten unterstützt und stabilisiert. Entsprechend dem Befund und im Rahmen seines Leistungsniveaus wurden dem Kind sensorische Angebote gemacht, die eine Herausforderung darstellten. Das Kind sollte anhand verschiedener Materialien und Tätigkeiten lernen, seine eigenen Bewegungen anzupassen und zu steuern. Die Therapie sollte für das Kind ein freudiges und buchstäblich „Sinn-volles" Erlebnis sein. Das Kind sollte nach Möglichkeit selbständig handeln und Probleme mit dem Einsatz seines gesamten Körpers selbst lösen (Augustin 1986). Die SI-Therapie sollte nicht als isolierte Maßnahme erfolgen, sondern das soziale Umfeld des Kindes mit einbinden. Besonders Eltern wurden in die SI-Therapie einbezogen, damit sie kleine Fortschritte erkennen konnten (Lönnecke o.J.).

Die Anfänge bei der Anlehnung des LPF-Unterrichts an die Prinzipien der Sensorischen Integration waren relativ bescheiden. Als Erstes fing man an, sein Gegenüber genauer zu beobachten, in der Hoffnung, seinen Ist-Stand besser feststellen zu können. Darüber hinaus wurde das Modell der Aufgaben-Analyse (Kap. 4.2) ergänzt, indem man zusätzlich zu der Erstellung von nicht-visuellen Techniken individuelle Durchführungsschritte noch weiter analysierte, um deren Voraussetzungen feststellen zu können. Mit diesen Informationen konnte der Lernende noch differenzierter beobachtet werden. Dadurch war es möglich, ein für ihn passendes, anregendes Lernangebot zu erstellen, das an der Stelle ansetzte, wo er sich momentan befand. Auch äußerlich änderte sich die Gestaltung der LPF-Unterrichtsstunden mit Kindern und Jugendlichen. Lernsituationen wurden nun inszeniert, die das Spielelement hervorhoben. Verschiedene Materialien, wie Schwungtücher, Rasierschaum, Bohnen, Erbsen, Reis usw. wurden vermehrt bei der Vermittlung von LPF eingesetzt, um eine Verbindung zwischen dem Neugelernten und diversen Ganzkörpererfahrungen herzustellen. Das Lernangebot beinhaltete z.B. Parcours aus verschiedenen Materialien, um die Sinneserfahrungen mit propriozeptiver, taktiler und vestibulärer Wahrnehmung zu erhöhen. Diese Erfahrungen wurden stets mit der Einführung und Vertiefung von motorischen Handlungen aus dem Alltag verknüpft, wie z.B. dem Eingießen von Wasser in einen Becher, dem Umgang mit Besteck, dem Erkennen von Geldmünzen oder der Einführung von neuen Buchstaben beim Erlernen der Unterschrift. Eine Steigerung der Bewegungsfreude und der Spannung, sowie der selbständigen Entscheidungsprozesse des Lernenden wurde in solchen Situationen erkennbar.

Darüber hinaus wurden etliche unstrukturierte Pausen während der LPF-Unterrichtsstunden eingeführt, um dem Schüler Zeit zu geben, „zufällig" liegengebliebene Materialien oder Spielzeuge zu entdecken, womit er sich frei bewegen oder spielerisch hantieren konnte. Besonders beliebt waren die verschiedenen Aufziehfiguren, die ein Geräusch bei der Fortbewegung erzeugten, wie auch der indianische Regenmacher, der das Kind automatisch zur Bewegung aufforderte. Dadurch entstand eine zwangsläufige Anregung der Feinfingermotorik und auch eine Rotation der Handgelenke, ohne dass diese „explizit" vermittelt wurden.

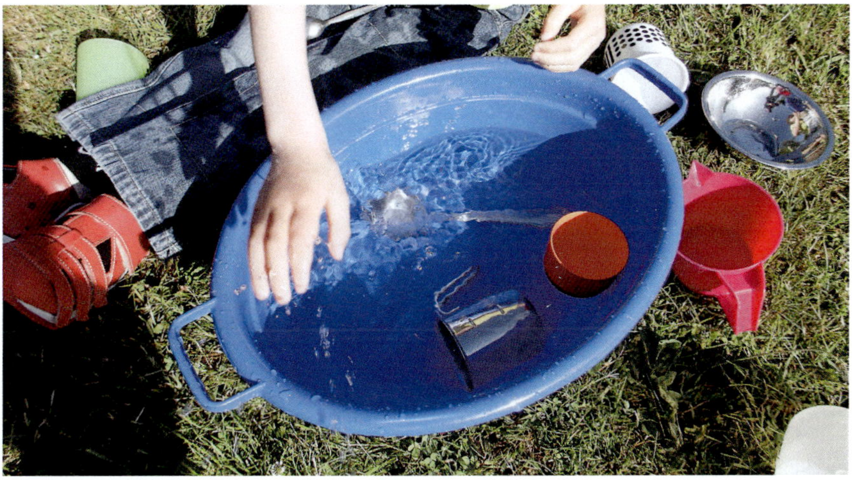

Abb. 2: Kind mit gefüllter Wasserwanne

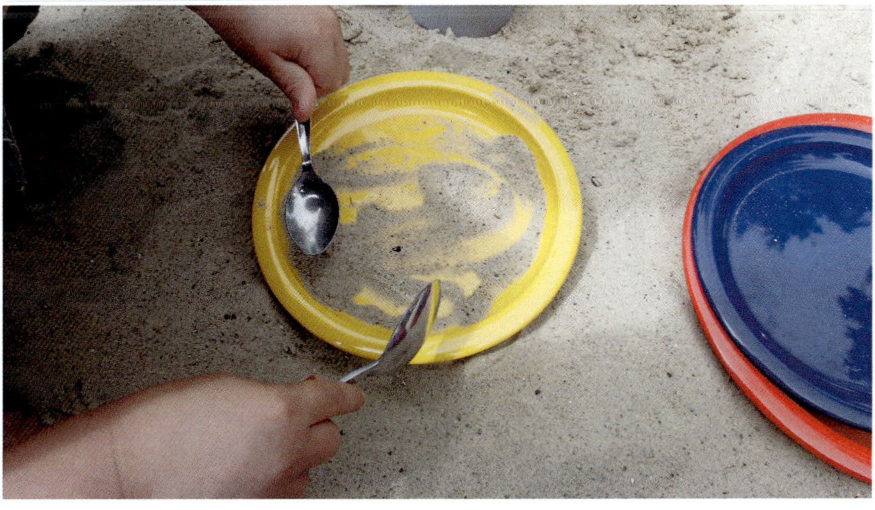

Abb. 3: Spielen mit Besteck im Sand

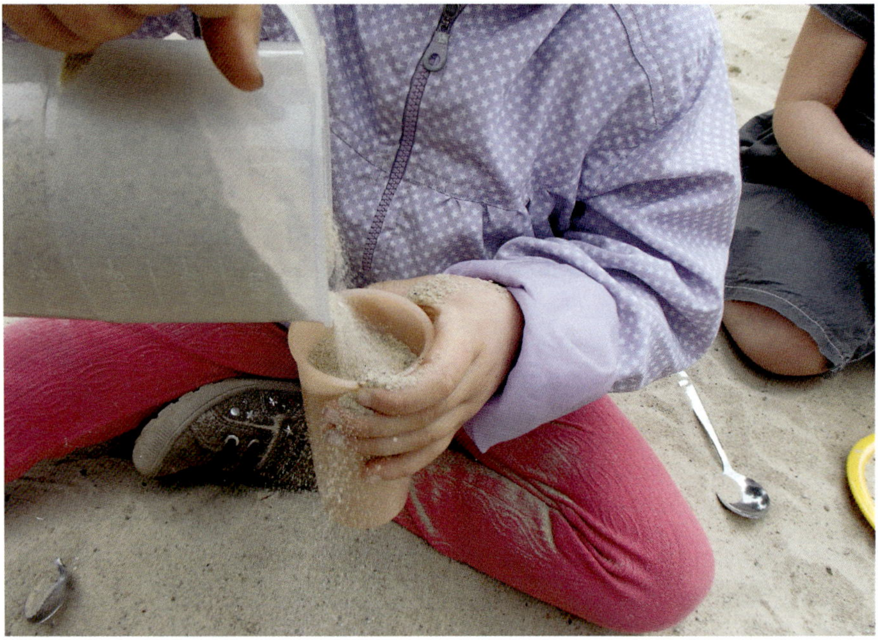

Abb. 4: Sand „eingießen“

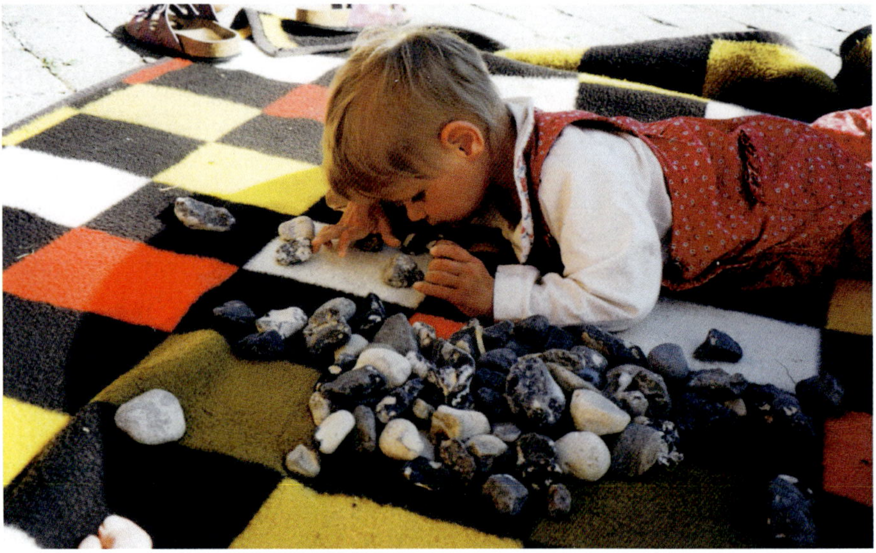

Abb. 5: Kind spielt mit Steinen

Das Resümee dieser Entwicklungsetappe war positiv. Die Kinder und Jugendlichen lernten mit Begeisterung, weil sie nicht ständig mit ihren eigenen Defiziten konfrontiert wurden. Voraussetzungen, die im Unterricht spielerisch angebahnt worden waren, konnten nun von einem Lernbereich auf den anderen übertragen werden.

Es wurde keine SI-Therapie im eigentlichen Sinne angeboten. Dafür waren die LPF-Lehrer nicht ausgebildet. Aber – wo erforderlich – wurde die Anbahnung basaler Fähigkeiten bei der Vermittlung von LPF integriert, um den Nachholbedarf zu verringern. Statt die Betroffenen mit Splitterfähigkeiten auszustatten, mit denen nicht oder kaum vorhandene Fähigkeiten hätten kompensiert werden sollen, wurden Wege zu deren Verbesserung aufgezeigt. Der Einsatz der SI-Prinzipien bei der Vermittlung von LPF konnte mit der Renovierung eines Hauses verglichen werden: Man würde niemals ein instabiles Gebäude aufstocken, ohne vorher die Grundmauern zu sichern. Es ist klar, dass die relativ wenigen Situationen im LPF-Unterricht nicht mit der allgemeinen kindlichen Erfahrungsvielfalt verglichen werden können und daher nicht ausreichen, um die Ausgangslage für Kinder, die eine Sehbeeinträchtigung und enorme Entwicklungsverzögerungen haben, erheblich zu verbessern. Allerdings bringt die Vorgehensweise des SI-Ansatzes aus den 1980er/1990er Jahren den Betroffenen Freude und die Bereitschaft, sich im Rahmen des LPF-Unterrichts mit dem eigenen Nachholbedarf auseinanderzusetzen. LPF-Lehrer müssen weiterhin bereit sein, andere Fachleute und Familienmitglieder dazu zu holen, in dem gemeinsamen Versuch, die Betroffenen in ihrer Suche nach Lösungsstrategien zu unterstützen.

Etwa zur selben Zeit dieser Entwicklungsetappe gab es interessante Impulse aus der Blindenpädagogik in Dänemark – und zwar von Lilli Nielsen, einer Frau, die über langjährige Erfahrungen in der Arbeit mit Kindern mit Sehbeeinträchtigungen und schwerstmehrfachen Behinderungen verfügte. Sie entwickelte einen vorausschauenden Ansatz in dieser Arbeit, der allerdings umstritten war, weil sie es gewagt hatte, eine ganz neue pädagogische Richtung einzuschlagen. Die Erkenntnisse, die aus ihrem Ansatz *Aktives Lernen* gewonnen wurden, führten zu der dritten Entwicklungsetappe.

3.4.3 Dritte Entwicklungsetappe (ab Mitte der 1980er Jahre) – Aktives Lernen nach Lilli Nielsen

Zu Anfang dieser Entwicklungsetappe ging man innerhalb der Blinden- und Sehbehindertenpädagogik davon aus, dass Kinder mit Sehbeeinträchtigungen eher passiv seien und daher gezielt gefördert werden müssten. Die beunruhigenden Fragen in Bezug auf den Zusammenhang zwischen Aneignung von motorischen Handlungen und der Persönlichkeitsentwicklung tauchten immer wieder im LPF-Unterricht auf. Das Sehen spielt bekanntlich eine große Rolle beim Antrieb eines Kindes, sich mit seiner Umwelt auseinanderzusetzen. Wie konnte denn aber ein Kind, das gar nicht sehen konnte, die Initiative in seinem Lernprozess ergreifen? Das war das Dilemma der LPF-Lehrer. Sie waren auf das Sehen so fixiert, dass die Situation eines Kindes, das von Geburt an blind war, als Problem behandelt wurde, weil eben das Fehlen des Sehens im Vordergrund stand.

Wie bereits erwähnt, zeigte Lilli Nielsen aus Dänemark neue Wege auf. Sie war Vorschullehrerin und Psychologin und hat 29 Jahre als Beratungslehrerin an der Refnaeskolen in Dänemark für Kinder mit schwerstmehrfachen Behinderungen gearbeitet. Ihre Promotion, die die Raumwahrnehmung von Kindern, die von Geburt an blind waren, zum Thema hatte, veranlasste sie, sich intensiv mit der Lernforschung zu befassen. Sie kannte sich gut mit der Problematik des Nicht-Sehens aus, weil sie vier blinde Geschwister hatte. Nielsen hatte früh festgestellt: Wenn das Sehen von Anfang an fehlt, kann der blinde Säugling eine Auseinandersetzung mit der optischen Umwelt nicht initiieren. Sie verstand, wie wichtig es ist, den Blick von einer *fehlenden* Wahrnehmung auf eine *andersartige Wahrnehmung* zu lenken. Erst dann wird das Potential der anderen Sinneswahrnehmungen leichter erkannt. Nur so wird es einem bewusst, welche Sinnesreize ein sehbeeinträchtigtes Kind aktivieren kann, um eigene Bewegungen selbst – ohne angeleitet werden zu müssen – zu initiieren und sich so als aktives, kompetentes Wesen zu erleben.

Nielsen behauptete, dass Passivität keine zwangsläufige Folge der Blindheit sein muss. Um das Kind mit einer schwerstmehrfachen Beeinträchtigung zu aktivieren, veränderte sie die Lernumgebung des Kleinkindes so, dass das Sehen im Lernprozess nicht mehr im Vordergrund stand. Stattdessen machten andere Sinneseindrücke das Kind so neugierig, dass es selbst initiativ und aktiv wurde. Nielsen entwickelte pädagogische Methoden und geeignete Lernhilfen (Kap. 5.4), die dem Kind mit einer Sehbeeinträchtigung bewusst machten, dass es selbst der Auslöser von Bewegungen sein konnte und somit in der Lage war, seine nächste Umgebung durch eigene Handlungen zu verändern. Erst mit dieser Erkenntnis können aus den unkoordinierten Bewegungen des Kleinkindes gezielte Bewegungen von sich aus angebahnt werden. Das kleine Kind erfährt, dass es sich lohnt, sich zu bewegen: Es gibt ja so vieles zu entdecken. Solche Erfahrungen fördern das Selbstvertrauen in die eigene Handlungsfähigkeit und unterstützen das Kind in seiner Suche nach Problemlösungsstrategien (Nielsen 1992a und b).

Nielsen hat die Arbeit mit Menschen mit einer schwerstmehrfachen Behinderung für viele Pädagogen vorstellbar und zugänglich gemacht. Obwohl sie den pädagogischen Ansatz *„Aktives Lernen"* für die Zielgruppe der Kinder mit schwerstmehrfachen Behinderungen entwickelt hat, trifft die Grundannahme für uns alle zu, ganz gleich in welchem Alter und mit oder auch ohne Behinderung. Das *WIE* wir etwas lernen, ist ein Teil dessen, *WAS* wir lernen und was wir über uns lernen; ob wir in der Lage sind, uns aktiv mit unserer Umwelt auseinanderzusetzen oder ob wir von anderen angeleitet werden müssen, um ans Ziel zu kommen. Die Lernphilosophie des *„Aktiven Lernens"* ist eine Lebenseinstellung dem Lernen aller Menschen gegenüber. Menschen, die aus sich selbst heraus, durch eigene Bewegungen/Neugier/Interessen, durch eigene Fragestellungen/Strategien/Methoden und durch eigene Erlebnisse/Erfahrungen und Experimente lernen, eignen sich Dinge so an, dass sie Teil der Persönlichkeit werden. Erlerntes wird selbstverständlich angewandt, um Bedürfnisse zu befriedigen und um in Interaktion mit anderen Menschen zu treten.

Das Resümee dieser Entwicklungsetappe war vielversprechend. Durch die Anregungen der damaligen Sensorischen Integrationstheorien und durch das Fachwissen von Nielsen wurde der Personenkreis, mit denen LPF-Lehrern zusammenarbeiteten, erweitert. Die Rückmeldung bezüglich der Vermittlung von LPF (motorischen Handlungen) bei Kindern und Jugendlichen mit Sehbeeinträchtigungen wie auch mit Schwerstmehrfachbeeinträchtigung war positiv. Die allgemeine Zielsetzung der Vermittlung von LPF wurde in dieser Phase entsprechend verändert: Es wurde jetzt wichtig, dem Kind und Jugendlichen mit einer Sehbeeinträchtigung zu einem besseren Gebrauch seiner vorhandenen Fähigkeiten zu verhelfen, damit er Lösungsstrategien für seine Alltagsbewältigung eigenständig entwickeln konnte. Der Weg dahin bedeutete Folgendes:

- Der Betroffene und sein Umfeld müssen im Mittelpunkt der Vermittlungssituation stehen.
- Die Unterrichtsgestaltung muss sich maßgeblich an dem orientieren, was der Betroffene kann, statt an dem, was er nicht kann.
- Motivierende, Neugier weckende Lernsituationen müssen inszeniert werden. Sie müssen
  - die Eigenaktivität hervorrufen

- die passenden Reaktionen ohne eine Aufforderung zustande bringen
- die Erfahrungen von grundlegenden Elementen, wie Gleichgewicht, Tiefensensibilität, auditive Wahrnehmung und Tastsinn beinhalten und
- das Durchhaltevermögen und die Kommunikationsbereitschaft fördern.

Es gibt keine Fertigrezepte. Stattdessen wird sich die Unterrichtsgestaltung jeweils an den individuellen Betroffenen, an sein Umfeld, seine Bedürfnisse und an seine Wünsche anpassen müssen. Nur so kann das Ziel, die „genau richtige" Herausforderung, die Flow (nach Csikszentmihaly) erzeugt, angenähert werden. Ein weiter Weg wurde in diesen drei Entwicklungsetappen zurückgelegt,

1. indem bekannte motorische Handlungen analysiert wurden, um anschließend ihre Durchführung blindengerecht zu gestalten,
2. indem die Beobachtungsfähigkeit weiterentwickelt wurde, um den Ist-Stand des Kindes und Jugendlichen mit Sehbeeinträchtigungen besser feststellen zu können und
3. indem eine genauere Auseinandersetzung mit der Kindesentwicklung und der Lernforschung angestrebt wurde, um eine spielerische Anbahnung der Grundvoraussetzungen von motorischen Handlungen bei Menschen, die sehbeeinträchtigt sind und Entwicklungsrückstände haben, zu ermöglichen.

Es war jetzt deutlich: *Wie* jemand motorische Handlungen erwirbt, beeinflusst seine Persönlichkeitsentwicklung und seine Eigenidentität. Die Lerngestaltung und das Individuum, mit dem der LPF-Lehrer zu tun hat, sind zum Mittelpunkt des Geschehens geworden. Das Ziel bei der Vermittlung von LPF ist nun, den Lernstoff so zu strukturieren und den Fähigkeiten des Lernenden anzupassen, dass der Lernende automatisch angeregt wird.

3.5 Können Kinder, die gar nicht sehen können, komplexe Alltagsverrichtungen selbstverständlich erlernen?

Ein maßgebliches Ziel des LPF-Unterrichts bei Menschen mit Sehbeeinträchtigungen ist es, dem Betroffenen zu einem besseren Gebrauch seiner vorhandenen Fähigkeiten zu verhelfen, damit er eigenständige Lösungsstrategien – auch bei unvorhergesehenen Problemen – entwickeln kann. Wenn es nun also darauf ankommt, den Betroffenen bei seiner Suche nach eigenen Lösungsstrategien zu unterstützen, ohne ihm dabei die Lösungsstrategien des Lehrers auf einem Tablett zu servieren, wie kann ihm die Vorstellung eines Handlungsablaufs nahegebracht werden, ohne ihn zu einem Konsumenten zu machen? Wie kann die Vermittlungssituation weitestgehend von einem „Vormachen" zu einem entdeckenden Lernen transformiert werden?

Um diese Herausforderung zu meistern, ist der LPF-Lehrer gezwungen, seine Lehrerrolle zu hinterfragen. Ein Spannungsfeld zwischen Sehen und Nicht-Sehen ist ohnehin schon vorhanden. Da wir in einer sehenden Welt leben, sind beinahe alle Tätigkeiten auf das Sehen ausgerichtet. Ein Mensch mit einer Sehbeeinträchtigung, der sich gar nicht mit den Sehenden identifizieren kann und trotzdem das Gefühl hat, er müsse sich ständig nach ihnen richten, erfährt einen konfliktbeladenen Zwiespalt, der seine reale Erfahrungswelt als minderwertig einstuft. Es entsteht eine konstante Spannung zwischen Sehen und Nicht-Sehen, zwischen Selbst- und Fremdbestimmung. Dieses Spannungsfeld muss im Umgang mit Menschen mit Sehbeeinträchtigungen erkannt und mitberücksichtigt werden. Diese Erkenntnis, gekoppelt mit dem Wunsch des Lehrers, die Lernerfahrungen des Lernenden soweit wie möglich als aktivierendes Erlebnis zu sichern, bringt ihn dazu, nicht nur als Wissensvermittler zu agieren, sondern ganz bewusst eine Rolle als *Lernprozessbegleiter* anzunehmen. Eine Prozessorientierung betont, wie etwas gelernt wird. Und wenn der Lernprozess zu einer selbstinitiierten und aktiven Auseinandersetzung führt, dann können Kompetenzen erarbeitet werden, deren Strategien auf ähnliche Probleme übertragen werden können.

Diese Vorgehensweise, die von der Gesellschaft für Ausbildungsforschung und Berufsentwicklung (GAB München) entwickelt wurde, verändert die Orientierung und Dynamik der Vermittlungssituation, die nun durch einen partnerschaftlichen Umgang miteinander geprägt ist. Hier übernimmt der Lernende mehr Eigenverantwortung in der Planung, der Gestaltung und der Reflexion der Unterrichtssituation. Er wird zum Lernpartner. Gemeinsam mit dem Lernprozessbegleiter wird die Verantwortung für die Lernziele, die Aufbereitung und die Handlungsplanung der Lernaufgabe, die Arbeitsplatzgestaltung, die tatsächliche Durchführung wie auch die Lernkontrollen und die Schlussbewertung mitgetragen. Weil davon ausgegangen wird, dass ein unnötiges Einschreiten des Lehrers Lernchancen auf Seiten des Lernpartners verhindern könnte, hält sich der Lehrer mehr im Hintergrund und ist zur „aktiven Passivität" aufgefordert (GAB München o.J.). Dem Lernpartner muss genügend Raum gegeben werden, damit er sich konzentrieren und in Ruhe seine Vorgehensweise überlegen kann. In diesem Prozess steht der LPF-Lehrer dem Lernpartner als Wissensquelle und als Lernprozessbeobachter zur Verfügung. Dabei muss er die Rolle eines Spiegels übernehmen, um dem Lernpartner an entsprechenden Kontrollpunkten während des Unterrichts eine präzise und wertfreie Rückmeldung zu den Geschehnissen zu liefern. Diese Vorgehensweise gibt dem Lernpartner die Möglichkeit, die Zusammenhänge seiner Handlungen zu reflektieren, zu verstehen und zu höheren Erkenntnissen zu gelangen. Entscheidende Anlässe, die zum Eingreifen des Lernprozessbegleiters in den Ablauf führen können, sind:

- die Vorgehensplanung ist abgeschlossen,
- ein Arbeitsschritt ist beendet, von dessen Richtigkeit der gesamte weitere Erfolg abhängt,
- ein gefährlicher/riskanter/neuer Arbeitsschritt steht an,
- zusätzliches Üben ist unbedingt erforderlich,
- der Lernpartner ist unsicher (Kreishandwerker Schwerin o.J.).

Weiterhin unterstützt der LPF-Lehrer seinen Lernpartner, indem er zu gegebener Zeit die richtigen Fragen stellt, um ihm über mögliche Lernklippen hinwegzuhelfen. Diese Strategie wird eingesetzt, um die Aufmerksamkeit des Lernpartners auf gewisse Aspekte der Handlungssituation zu lenken.

Nichtsdestoweniger können Situationen auftauchen, in denen es notwendig ist, dem Lernpartner einen Handlungsvollzug zu zeigen, bzw. vorzumachen. In solchen Situationen ist es wichtig, dem Lernpartner vorher mitzuteilen, dass das, was jetzt gezeigt wird, nur eine Möglichkeit aus einer Vielzahl verschiedener Durchführungsstrategien für die gleiche Handlung ist. Das Vorgeführte wird gezeigt, um ihm eine Vorstellung von lediglich einem denkbaren Weg zu geben. Er muss letztendlich den für ihn richtigen Weg selbst herausfinden. Grundsätzlich ist das Führen der Hände hierbei wenig hilfreich. Das lässt sich schon daran erkennen, dass die Betroffenen die Hände oftmals abwehrend wegziehen. Die eigene taktile und kinästhetische Wahrnehmung (Bewegungsempfindung) wird durch den Eingriff von außen gestört. Dem Menschen mit einer Sehbeeinträchtigung wird die Kontrolle über die Situation genommen und seine ganze Konzentration ist darauf ausgerichtet, was als Nächstes mit seinen Händen gemacht wird. Wenn der Betroffene jedoch seine Hände auf die des Handlungsausführenden legt, ist er eher darauf konzentriert zu erfahren, welche Handlung als nächstes passiert. Nielsen liefert darüber hinaus eine auf das Hirnorganische bezogene Begründung, warum das Führen der Hände des Menschen mit einer Sehbeeinträchtigung unangebracht ist. Die Fremdführung der Hände könnte zur Verwirrung führen, weil zwischen seinen bisherigen haptischen Erfahrungen und der gerade vollzogenen eine kognitive Diskrepanz besteht (Nielsen 1996).

Eine Unterrichtssituation mit dem Ziel, einen Lernpartner bei der Entwicklung von eigenständigen Lösungen zu unterstützen, ist eine große Herausforderung. Dieser Weg verlangt vom LPF-Lehrer nicht nur Vertrauen in das Entwicklungspotenzial des Lernpartners, sondern auch ein hohes Maß an Geduld. Er kann außerdem, wie in dem nachfolgenden Beispiel deutlich wird, manchmal zu überraschenden Ergebnissen führen.

BEISPIEL

Melanie

Die Zusammenarbeit mit Melanie war spannend. Diese junge, intelligente, von Geburt an vollblinde Frau wollte schnellstmöglich lernen, ein Kleinkind zu versorgen und einen Haushalt mit allem, was dazu gehört, zu führen. Die Menge dessen, was gelernt werden musste, war enorm. Es war nicht möglich, alle Inhalte im Rahmen eines LPF-Unterrichts zu behandeln. Der Lehrer befürchtete, Melanie könnte durch die Überforderung in Passivität abgleiten. Melanies bisherige Lebenserfahrungen waren durch Überbehütung geprägt. Deshalb wollte man die Unterrichtsstunden so gestalten, dass sie sich als begabtes, entdeckendes Wesen erleben konnte. Nur so konnte sie Selbstvertrauen erlangen, das sie für zukünftige Situationen befähigen würde, den Mut und die Ausdauer aufzubringen, um sich mit unbekannten Problemen auseinanderzusetzen. Während einer LPF-Stunde hatte sie die Aufgabe, eine Dose mit einem herkömmlichen Dosenöffner (mit zwei Griffen und einem Drehrad) zu öffnen. Sie hatte bis dahin noch keinen Dosenöffner in der Hand gehabt. Melanie untersuchte die Dose, nachdem man sie auf die Gefahren der scharfen Kanten bei einer offenen Dose hingewiesen hatte. Danach wartete sie auf eine Erklärung zur Handhabung des Dosenöffners. Statt eine Anleitung zu geben, forderte der Lehrer sie auf, selbst herauszubekommen, wie er funktionierte und wie er an der Dose angesetzt werden konnte. Melanie wurde zunächst gefragt, ob der Dosenöffner bewegliche Teile hätte und welche Funktionen diese Teile haben könnten. Um ihr die nötige Zeit zu geben, diese Herausforderung selbst zu meistern, und auch um zu vermeiden, dass irgendwelche Reaktionen des Lehrers sie ablenken konnten, entfernte sich der Lehrer etwas vom Arbeitsplatz. Auf die mehrmalige Frage, wie weit sie mit der Lösung der Aufgabe war, bat Melanie um noch mehr Zeit. Endlich gab sie bekannt, sie wäre nun soweit und der Lehrer möge das Ergebnis anschauen. Tatsächlich – die Dose war geöffnet und Melanie strahlte. Aber das große Erstaunen kam erst, als der Lehrer feststellte, dass Melanie den Dosenöffner ganz anders an der Dose angesetzt (links oben drauf statt seitlich auf der rechten Seite der Dose) und sie daher auf eine ihm unbekannte Weise geöffnet hatte. Melanie wuchs weit über sich hinaus, als sie dem Lehrer ihre eigenständige Lösung erklären durfte.

3.6 Können Kinder mit Sehbeeinträchtigungen und mit Schwierigkeiten bei der Handlungsplanung Alltagsverrichtungen selbständig ausführen?

Nicht alle Kinder und Jugendlichen mit Sehbeeinträchtigungen, die LPF erlernen wollen, sind in der Lage, ihren Alltag ohne Hilfestellung selbständig zu meistern. Obwohl diese Kinder die meisten Voraussetzungen mitbringen und hochmotiviert sind, scheitern sie oft bei dem Versuch, komplexe Aufgaben selbständig auszuführen, an Problemen bei der Handlungsplanung oder an der Fähigkeit, komplexe Aufgabenstellungen zu verstehen. Bedeutet das, dass Menschen mit solchen Schwierigkeiten keine aktive Teilhabe an ihrer Alltagsgestaltung haben können? Die Rehabilitationslehrerin Röpke weist zu Recht darauf hin:

> *„Schwierigkeiten, die jemand bei der Ausführung bestimmter Handlungsabläufe hat, sind zunächst kein Ausschlusskriterium, eine Handlung zu erlernen, sondern zeigen den Adaptionsbedarf“ (Röpke 2016, 10).*

Der Adaptionsbedarf kann sich hier auf die Handlungsausführung wie auch auf die Vermittlungsmethode beziehen. In solchen Situationen müssen die LPF-Vermittlungs- und die Handlungsausführungsmethoden (z.B. durch Einsatz von Hilfsmitteln oder einer vereinfachten Ausführung) an den Lernpartner und seine Entwicklung angepasst werden. Erfahrungsgemäß ist es meist notwendig, die einzelnen Durchführungsschritte entsprechend den Entwicklungsfähigkeiten des Lernpartners noch weiter zu analysieren, um bewältigbare Teilschritte bzw. einzelne Handlungsschritte zu entwickeln. Dadurch können Teilschritte noch mehr eingegrenzt und vereinfacht werden, bevor sie dem Lernpartner vorgestellt werden. Ziel ist es, dem Lernpartner Verantwortung für die Ausführung einzelner Teilschritte zu übertragen. Die erfolgreiche Ausführung eines Teilschrittes bedeutet nicht automatisch, dass der Lernpartner dessen Vorgang immer aufrufen kann. Daher ist es wichtig, dass sein Umfeld (Angehörige, Lehrer und/oder Erzieher) in den Lernprozess mit einbezogen wird. So wird dem Lernpartner immer wieder Gelegenheit gegeben, den erlernten Teilschritt in der gleichen Weise auch im Alltag durchzuführen und – unabhängig von seinem Entwicklungsstand – zur Routine werden zu lassen.
Hier ein Beispiel aus der Praxis zum Thema „Reißverschluss“:

BEISPIEL

Nachdem der Lernpartner das Vorgehen beim Reißverschlussöffnen gelernt und als automatisierte Handlung in seinen Alltag integriert hat, kann die Fertigkeit „Reißverschluss schließen" angegangen werden. Der Schüler sammelt bereits bei der Einführung des Themas „Reißverschluss" Erfahrungen mit dem Hoch- und Herunterziehen des Schiebers an den Schließketten. Anhand eines vergrößerten Modells des unteren Reißverschlussteils (Einschieber/Schieber/Anschlag) wird das Prinzip des Drückens des Einschiebers in den Schieber „bis zum Anschlag" gezeigt. Dadurch wird dem Lernpartner die Möglichkeit gegeben, eine Vorstellung von dem tatsächlichen Vorgang einer nur schwer taktil zu erfassender Handlung zu bekommen. Sollte er das Prinzip des „Einfädelns des Einschiebers in den Schieber" verstehen, wird er eher bereit sein, sich mit den vereinfachten Teilschritten auseinanderzusetzen.

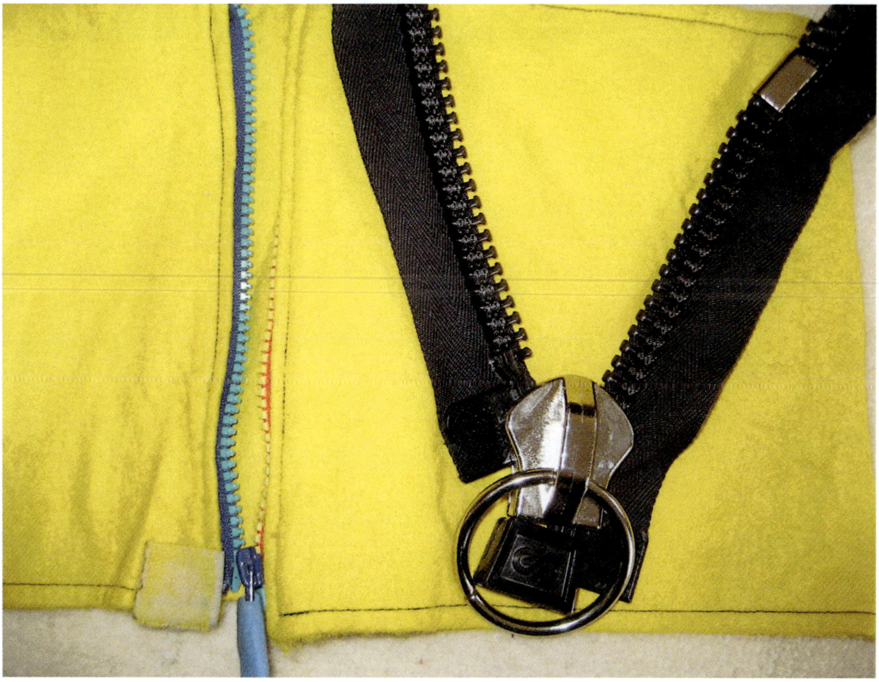

Abb. 6: Vergrößerter Reißverschluss (Röpke 2016)

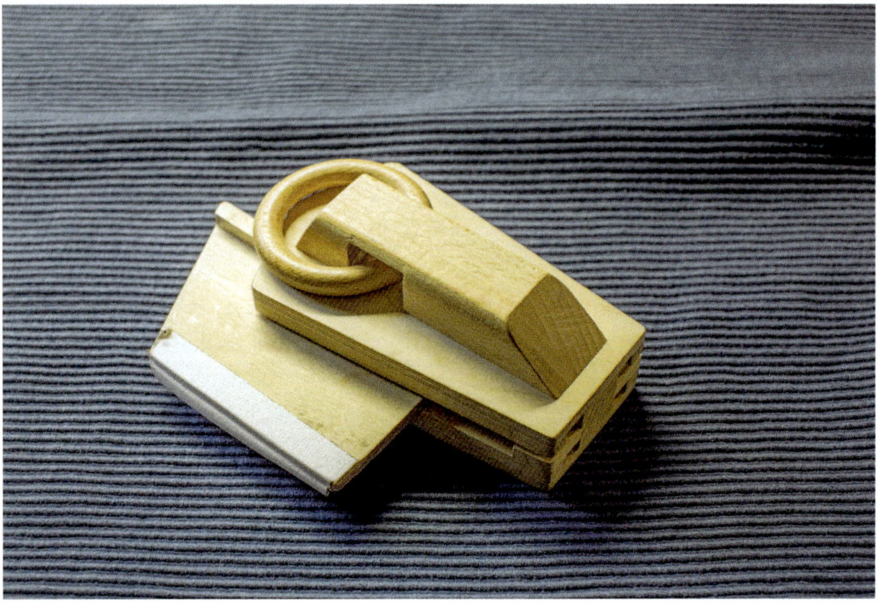

Abb. 7: Reißverschluss-Holzmodell

1. Als Erstes kann der Lernpartner bei einem offenen Reißverschluss die Verantwortung für das Herunterschieben des Schiebers bis zum Anschlag übernehmen, während der LPF-Lehrer bzw. die Begleitperson den Einschieber in den Schieber einfädelt. Danach kann der Lernpartner den Schieber hochziehen.
2. Nachdem diese Teilschritte automatisiert worden sind, kann der Schüler auch die Verantwortung für den nächsten Schritt übernehmen, indem er den Stoff direkt neben dem Anschlag straff nach unten zieht, während der LPF-Lehrer bzw. die Begleitperson den Einschieber bis zum Anschlag drückt. Hier erfolgt auch eine Automatisierungsphase.
3. Zuletzt kann der Lernpartner den Einschieber an die Öffnung des Schiebers legen, um ihn dann hineinzuschieben. Dieser letzte Handlungsschritt wird eventuell entsprechend den Fähigkeiten des Lernpartners noch weiter analysiert und eventuell in kleinere Teilschritte unterteilt werden müssen.

Dennoch kann es trotz dieser didaktischen Methode vorkommen, dass ein Lernpartner, obwohl willens, nicht in der Lage ist, auch stark eingegrenzte und vereinfachte Teilschritte im Gedächtnis zu behalten, solange sie von außen ins Spiel gebracht werden. So war es bei der LPF-Vermittlung mit Lydia, einer Lernpartnerin, die von Geburt an vollblind war und eine erhebliche Lernbeeinträchtigung hatte. Ihre Aufgabe war es, ihren Pullover so zusammenzulegen, dass er in ihren Schrank passte. Nachdem sie festgestellt hatte, wo die gefalteten Pullover im Schrank liegen sollten, erkundete sie, wie viel Platz im Schrank (Breite und Tiefe) für den Pullover zur Verfügung stand. Danach wurden gemeinsam die Richtlinien für ein erfolgreiches Ergebnis festgelegt: Der Pullover sollte möglichst faltenfrei zusammengelegt werden, und zwar so, dass er in den zur Verfügung stehenden Platz im Schrank passte. Da Lydia nicht in der Lage war, die vom Lehrer angegebenen Teilschritte aus dem Gedächtnis hervorzurufen, wurde sie gebeten, mit dem Pullover solange zu experimentieren, bis sie eine eigene Methode herausgefunden hatte. Es ging darum, ihr die Freiheit zu geben, die Handlung selbst zu planen und auszuführen, und zwar in einer Atmosphäre, die „Fehler machen dürfen" erlaubte. Die Resultate etlicher Ergebnisse wurden mit den von ihr erstellten Richtlinien für eine erfolgreiche Ausführung verglichen. Nachdem Lydia sich für eine eigenständige Faltmethode entschieden hatte, wurde diese schriftlich festgelegt, um sie mit Unterstützung des LPF-Lehrers bzw. der Bezugsperson über einen längeren Zeitraum einzuüben. Es fiel ihr leichter, ihre selbst entwickelte Faltmethode aus dem Gedächtnis hervorzurufen, als eine, die ihr fremd war.

Auch für kleinere Kinder oder solche mit einer Entwicklungsverzögerung kann es hilfreich sein, eine Arbeitsteilung anzubieten. Die Kinder erhalten die Verantwortung für einen oder mehrere Teilschritte, die gut auch im zeitlich gedrängten Alltag machbar sind. Denn für sie kann die Aufgabe noch zu schwierig sein, um immer alles, was sie sich an lebenspraktischen Fähigkeiten angeeignet haben, immer auch im Alltag anzuwenden. Sie verlieren dann die Freude daran, selbständig zu sein. Besonders durch den erhöhten Zeit- und Konzentrationsaufwand, den Kinder mit Sehbeeinträchtigungen haben, kann dies schnell geschehen.

3.7 Können Kinder mit einer Sehbehinderung LPF selbstverständlich erlernen?

Die wenigsten Menschen, die als gesetzlich blind bezeichnet werden, sind vollblind. Die meisten verfügen über ein wie auch immer ausgeprägtes Sehvermögen. Eine strenge Klassifizierung nach Blindheit oder Sehbehinderung ist irreführend, weil die überwiegende Zahl dieser Menschen eine Mischung von visuellen und nicht-visuellen Strategien für die Alltagsbewältigung einsetzt.

Besteht bei einem Kind der Verdacht auf Sehprobleme, muss die Ursache gefunden und auch der zu erwartende Verlauf medizinisch abgeklärt und behandelt werden. Anschließend ist es genauso wichtig, eine Einschätzung des funktionalen Sehens (wie der Betroffene sein Sehen im Alltag einsetzt) durch einen qualifizierten Low Vision-Spezialisten treffen zu lassen (Low Vision-Beratung). Ziel dieser Maßnahme ist es, Menschen mit einer Sehbeeinträchtigung in die Lage zu versetzen, ihr Sehen im Alltag bestmöglich einzusetzen (Henriksen/Laemers 2016).

Die Ausführung von lebenspraktischen Fähigkeiten findet meistens im Nahbereich statt. Abhängig von den visuellen Beobachtungs- und Steuerungsfähigkeiten des Kindes und dessen zuverlässigem Gebrauch des Sehens, kann es sein, dass ein Kind mit eingeschränktem Sehen besondere Unterstützung benötigt, um die Anforderungen seines Alltags zu bewältigen. Diese kann mit Hilfe von optischen und/oder elektronischen Hilfsmitteln und/oder eventuelle Umweltanpassungen (wie Vergrößerung, Verbesserung von Kontrasten, Beleuchtung, Reduzierung der Komplexität und Platzierung) (Henriksen/Laemers 2016) die Effektivität seiner visuellen Strategien steigern lassen.

Wenn die Sehbeeinträchtigung schwerwiegender ist, wird das Kind, abhängig von den momentanen Kontextbedingungen, unterschiedliche Sehstrategien (nicht-visuelle Strategien, Sehbehindertentechniken und visuelle Strategien) für verschiedene Aufgaben einsetzen müssen (Hyvärinen in Henriksen/Laemers 2016).

Aufgrund des konfliktbeladenen Zwiespalts zwischen Sehen und Nichtsehen kann es für den Menschen mit Sehbeeinträchtigung von großer Bedeutung sein, sich mit der sehenden Welt identifizieren zu können. Diese Erkenntnis wurde durch Sabine deutlich.

BEISPIEL

Sabine

Sabine war eine Schülerin mit einer Sehbeeinträchtigung, die im Rahmen des Schwarzschriftunterrichts die taktilen Formen der Schwarzschrift-Buchstaben gerade gelernt hatte. Es wurde angenommen, dass Sabine vollblind war, weil sie kein Zeichen einer visuellen Orientierung während ihrer Fortbewegung zeigte. Während einer Unterrichtsstunde erzählte sie davon, wie sie ein paar Tage zuvor zufällig in einen Raum geraten war, in dem etliche Bildschirmlesegeräte vorgeführt wurden. Sie berichtete, sie hätte in dem Moment, als sie vor so einem Gerät stand, etwas gespürt, das sie vorher nie erlebt hatte und fragte, ob sie vielleicht „sehen" konnte. Daraufhin wurde sofort eine Sehprobe an einem Bildschirmlesegerät durchgeführt. Es stellte sich heraus, dass Sabine bei der damals größten Vergrößerung (40-fach bei ca. 10 cm Abstand) in der Lage war festzustellen, ob etwas auf dem Bildschirm erschien oder nicht. Das Entziffern des Buchstabens war allerdings erst möglich, als sie ihren Finger direkt auf die Form auf dem Bildschirmmonitor legte und dann damit nachfahren konnte. Sabine verfügte über ein sehr geringes Sehvermögen, und obwohl das Sehen weder für die Alltagsbewältigung noch für das Lesen ausreichte, konnte man sofort erkennen, wie Sabines Selbstbewusstsein durch dieses, wenn auch eingeschränkte visuelle Erlebnis gewachsen war. Sie rannte nämlich danach zu ihrer Freundin, um ihr freudestrahlend zu erzählen: „Ich habe gerade ein „e“ gelesen – und zwar mit den Augen statt mit den Händen!“

Die psycho-soziale Situation eines Menschen mit einer Sehbeeinträchtigung ist komplex. Wir kennen die Redensart: Unter den Blinden ist der Einäugige König! Entspricht das wirklich der Realität? Weil der Mensch mit einer Sehbeeinträchtigung weder zu der Gruppe der Vollsehenden noch zu der der Vollblinden gehört, und vielleicht sein Sehen selbst als „schwankend“ erlebt, empfindet er sich oft als Grenzgänger zwischen zwei Welten. Dies führt zu Unsicherheit, weil der Betroffene sich nicht dauerhaft auf sein Sehen verlassen kann. Abhängig von Lichtverhältnissen, Müdigkeit, Konzentrationsfähigkeit oder seinem psychischen und/oder körperlichen Zustand kann es sein, dass er manchmal visuelle Strategien einsetzen kann und manchmal nicht. Er muss psychisch stabil genug sein, um wenn erforderlich, nicht-visuelle Strategien einzusetzen und muss dennoch in der Lage sein, sein Selbstbild als „Sehender“ aufrecht zu erhalten.

Darüber hinaus kostet es einen Menschen mit einer hochgradigen Sehbehinderung viel mehr Zeit und Energie als einen Vollsehenden, sich visuell einen Überblick über die Geschehnisse in seiner nächsten Umgebung zu verschaffen. Außerdem ist der Betroffene ständig dem Druck der sehenden Welt ausgesetzt, da die Öffentlichkeit nicht darüber aufgeklärt ist, was ein Mensch mit einer Sehbeeinträchtigung möglicherweise sehen kann. Wenn beobachtet wird, wie ein Mensch, der einen Langstock nutzt, Zeitung lesen kann und er im nächsten Moment fragen muss, welche Liniennummer auf dem Bus steht, kann leicht der Verdacht entstehen, dass derjenige simuliert, um mögliche Vorteile (wie Blindengeld) daraus zu ziehen. Der Mensch mit einer Sehbehinderung ist ständig mit den Unsicherheiten, die durch seine Beeinträchtigung entstehen, konfrontiert und ist dauernd gezwungen, die dafür nötige Energie und Geduld aufzubringen, um andere über sein „Sehen“ aufzuklären (Sacks 2010). Diese Situation kann noch bedrohlicher werden, wenn der Betroffene sich mit einer fortschreitenden Augenerkrankung auseinandersetzen muss.

BEISPIEL

Renate

Vor Jahren hat Renate, eine 17-jährige Schülerin mit einer Sehbehinderung, eine LPF-Lehrerin kontaktiert mit der Bitte, ihr das Nähen mit der Hand beizubringen. Sie wollte nicht als sehbeeinträchtigt gelten. Ihr Auftreten, bzw. wie sie nach außen wirkte, war Renate sehr wichtig. Sie war perfekt gekleidet und gab sich große Mühe, sich als Sehende fortzubewegen. Damals weigerte sie sich, einen Langstock einzusetzen. Sie stellte sehr hohe Anforderungen an sich selbst. Ihre damalige LPF-Lehrerin hatte auch eine Sehbehinderung und ging sehr einfühlsam mit ihr um. Dennoch waren die Ergebnisse ihrer Näharbeiten nicht zufriedenstellend. Sie entsprachen Renates Erwartungen überhaupt nicht. Der Hauptgrund dafür war, dass Renate innerlich noch nicht in der Lage war, nicht-visuelle Strategien für das Nähen anzuwenden. Obwohl ihr Sehen nicht ausreichte, um die Näharbeiten visuell zu kontrollieren, weigerte sie sich konsequent, ihre Finger zum Ertasten der Näharbeit einzusetzen. Es wurde gemeinsam beschlossen, den LPF-Unterricht abzubrechen. Erst drei Jahre später – als Renate nahezu vollblind war – wandte sie sich wieder an eine LPF-Lehrerin, um das Handnähen erneut zu versuchen. Nun war sie bereit, die Kontrolle durch Ertasten einzusetzen, wodurch die Ergebnisse ihrer Arbeit viel besser als vorher waren.

Diese Beispiele machen deutlich, wie einfühlsam der LPF-Lehrer beim Umgang mit Menschen mit einer Sehbeeinträchtigung sein muss. In der Arbeit mit Menschen mit Sehbehinderungen ist es wichtig, dass sich der LPF-Lehrer vom Low-Vision-Spezialisten bezüglich der individuellen Lernpartner beraten lässt. Ferner ist es unabdingbar, dass er auf dem jeweils neuesten Stand hinsichtlich des Angebots von optischen und technischen Hilfsmitteln bleibt, um dessen Einsatz effektiv in die Unterrichtssituation integrieren zu können.

4 Nicht-visuelle Methoden der Alltagsbewältigung

4.1 Ist die Ausführung von motorischen Handlungen bei Menschen mit Sehbeeinträchtigungen genauso wie bei sehenden Menschen?

Sich in die Welt der Nicht- bzw. Anders-Sehenden einzufühlen, ist nahezu unmöglich. Eine Augenbinde oder eine Simulationsbrille aufzusetzen, um sich für die Problematik des Nicht- und/oder Anders-Sehen-Könnens zu sensibilisieren, kann zwar hilfreich sein, damit man sich einen Bruchteil der Schwierigkeiten bewusst macht, aber eine solche Aktion kann nicht die reale Welt der Menschen mit Sehbeeinträchtigungen widerspiegeln. Ängste, Unsicherheiten, eventuell fehlende begriffliche und motorische Grundlagen, wie auch zusätzliche Behinderungen können den Alltag für Betroffene erschweren.

Es ist für sehende Menschen schwierig sich vorzustellen, wie Informationen über die Welt ausschließlich oder hauptsächlich durch andere Sinne als das Sehen gesammelt werden können. Normalerweise gibt uns das Sehen eine sofortige Vorstellung von dem, was um uns herum passiert und bietet uns einen brauchbaren Fahrplan, wie wir mit den Anforderungen des Alltags fertig werden. Wenn das Sehen fehlt, haben wir diesen automatischen Zugang nicht. Um dies zu verdeutlichen, stellen wir uns vor, wir bekommen von einem Kellner einen Teller mit wohlriechendem Essen serviert. Mit einem umherschweifenden – eigentlich unbewussten – Blick können wir uns einen Überblick verschaffen und feststellen, was auf dem Teller ist, wie die verschiedenen Speisen zueinander angeordnet sind, welche Oberflächenbeschaffenheit und Formen sie haben usw. Durch diese Vielfalt an Informationen können wir uns schon eine Strategie ausdenken, wie wir beim Essen vorgehen möchten – ob wir zuerst mit Hilfe des Messers etwas von der Beilage auf die Gabel schieben wollen oder ob wir es vorziehen, mit dem saftigen, lecker aussehenden Stück Fleisch anzufangen. Das Sehen befähigt uns, die Gabel in die richtige Stelle im Fleisch zu stechen, so dass wir direkt dahinter mit dem Messer ein mundgerechtes Stück abschneiden können. Dabei führt jeder Einsatz des Bestecks zu einer laufenden Veränderung der Speisen im Hinblick auf Menge, Form und Zuordnung auf dem Teller. Aber diese Information ist nur unterschwellig vonnöten, weil uns das Sehen dabei eine selbstverständliche, dauerhafte Orientierung ermöglicht.

Es gibt unendlich viele unbewusste visuelle Kontrollen, die wir in so einer Situation automatisch einsetzen. Erst nachdem wir diese Szene unter der Augenbinde erlebt haben, wird uns dies klar (Hergert/Hofer 2011). Diese Vielzahl an visuellen Kontrollen müssen wir differenziert betrachten: Welche sind für eine erfolgreiche Ausführung tatsächlich erforderlich und welche werden lediglich aus Gewohnheit eingesetzt? Bei einer nicht-visuellen Technik müssen die absolut notwendigen visuellen Kontrollen einer motorischen Handlung durch anderweitige Kontrollen ersetzt werden, um eine erfolgreiche Ausführung ohne sehen zu können zu erlauben. Unsere konkrete Aufgabe ist es hier, uns die Art und die Anzahl der visuellen Kontrollaktionen bewusst zu machen. Wie können diese durch nicht-visuelle Handlungen ersetzt werden? Die Analyse dieser komplexen Aufgabe ist allerdings für den Anfang eine Überforderung, weil so viele Faktoren auf einmal zusammentreffen. Wir haben es hier in dieser Szene nicht nur mit der sich ständig verändernden Orientierung auf dem Teller zu tun, sondern mit einer Vielzahl an motorischen Handlungen. Leichter wäre es, mit einer vereinfachten, relativ „überschaubaren" motorischen Handlung anzufangen. Stellen wir uns vor, wir sitzen am Frühstückstisch und wollen Kaffee in einen Becher einschenken. Welche Tücken könnten bei so einer Aufgabe auftauchen? Wie kann ich sicher sein, dass ich nicht danebengieße? Wie weiß ich, wann der Becher voll ist? Wie mache ich das mit meinen Händen? Wird die Kaffeekanne von Form und Gewicht her leicht mit einer Hand zu greifen sein, während die andere den Becher hält? Wie kann ich sicher sein, dass beim Eingießen der Kannendeckel nicht herunterfällt? Wie kann ich es vermeiden, meine Tischdecke mit Kaffeeflecken zu beschmutzen? Werde ich mich etwa beim Eingießen verbrühen können?

Da die letzte Frage mit Gefahren zu tun hat, gehen wir zuerst darauf ein. Normalerweise halten viele blinde Menschen ihren Zeigefinger in den Becher um festzustellen, wann die Flüssigkeit beim Eingießen beinahe den Becherrand erreicht. Bei einem kochend heißen Getränk jedoch sollte man den Tastfinger besser durch einen Füllstandsanzeiger ersetzen.

Dieses kleine Hilfsmittel wird auf den Tassenrand gehängt, so dass sich die feinen Drähtchen im Becher befinden. Kommen sie in Kontakt mit der Flüssigkeit, geben sie ein akustisches und/oder ein vibratorisches Zeichen von sich. Es ist wichtig, die Flüssigkeit neben und nicht über den Füllstandsanzeiger zu gießen, damit das Zeichen erst beim Erreichen des gewünschten Füllstandes gegeben wird.

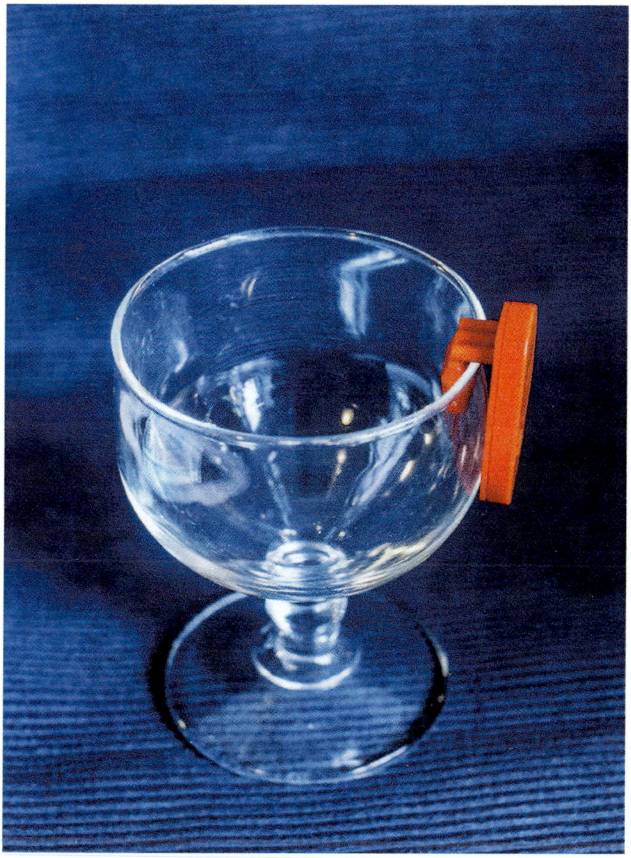

Abb. 8: Füllstandsanzeiger

Weitere Hilfsmittel, die bei dieser Aufgabe eingesetzt werden können, sind verschiedene Tropfenfänger. Ein kleiner Tropfenfänger aus Metall ist sehr unauffällig und wird in die Tülle hineingeklemmt. Der Tropfenfänger aus Schaumstoff dagegen ist auffälliger und muss öfters gereinigt werden, hält aber auch gleichzeitig den Kannendeckel fest: An einer Stelle des Gummibandes in Ringform befindet sich ein Haken, der oben am Kannenhenkel befestigt wird. Die kleine Schaumstoffrolle an der gegenüberliegenden Seite der Schlaufe wird über den Kannendeckel bis zur Tülle hingezogen, wo sie direkt unter dem Ausguss eventuell entstehende Tropfen auffangen kann.

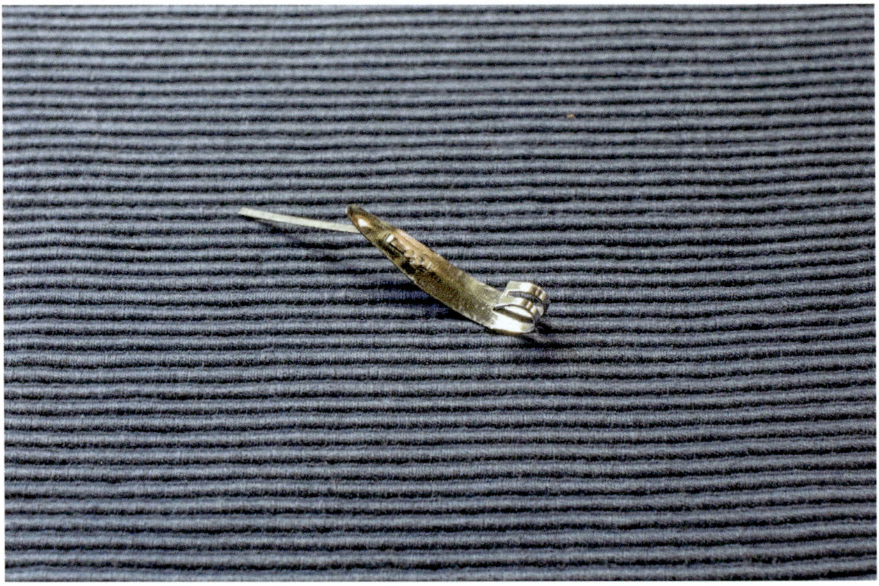

Abb. 9: Tropfenfänger aus Metall

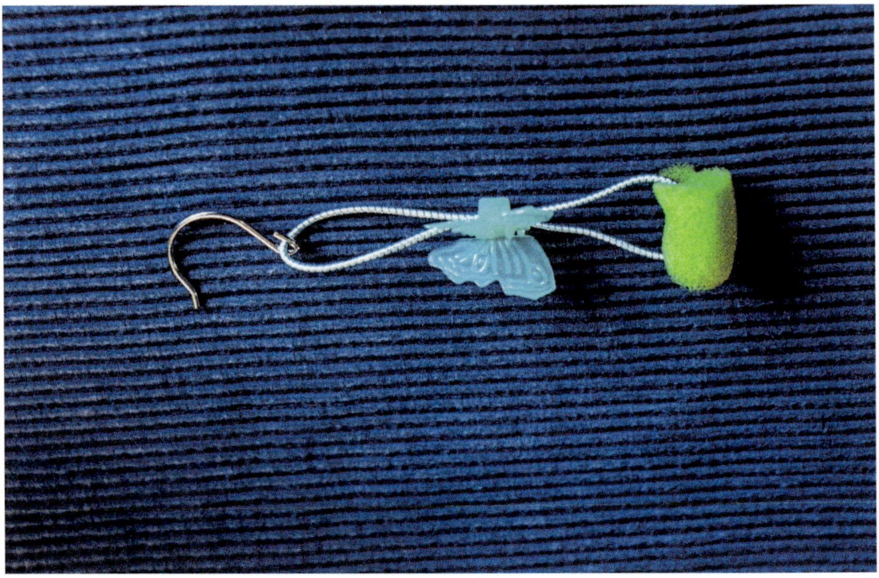

Abb. 10: Tropfenfänger aus Schaumstoff

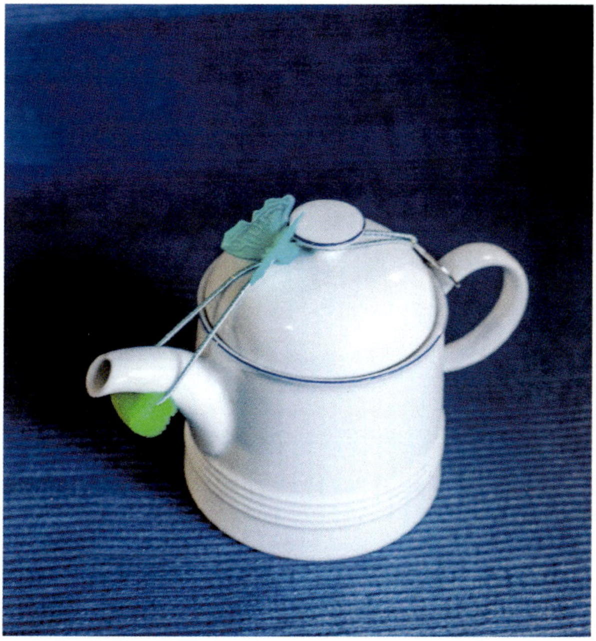

Abb. 11: Kanne mit Tropfenfänger aus Schaumstoff

4.1.1 Handlungsausführung „Kaffee/Tee in einen Becher gießen“

In dem Beispiel „Kaffee/Tee in einen Becher gießen“ werden visuelle Kontrollen der „sehenden Methode“ zum Teil durch nicht-visuelle Kontrollen ersetzt, um die Handlungsausführung an das Nicht-Sehen-Können anzupassen:

Allgemeines

1. Kaffeekannen gibt es in den unterschiedlichsten Ausführungen. Am leichtesten sind diejenigen zu handhaben, deren Tülle lang ist, da volle Kannen mit kurzen Tüllen bei der geringsten Neigung der Kanne überlaufen (Abb.12).

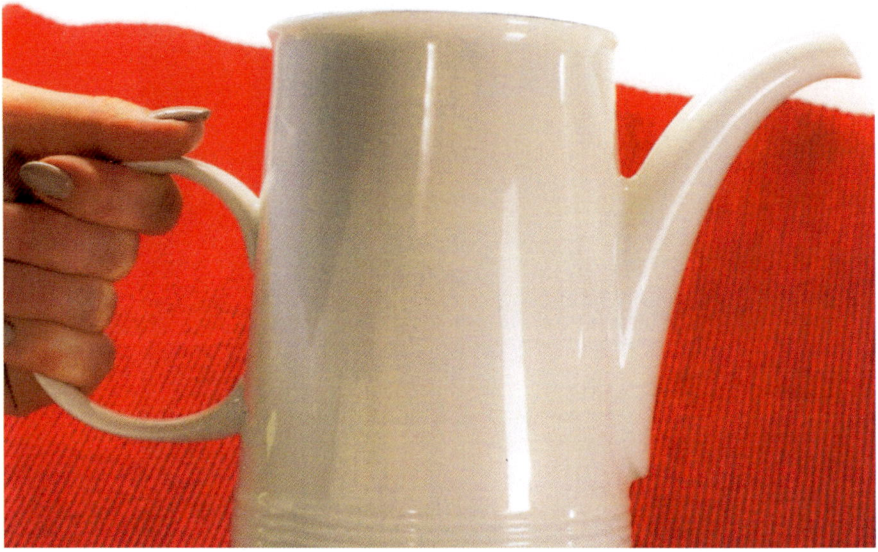

Abb. 12: Kanne mit einer langen Tülle

2. Um zu verhindern, dass der Deckel der Kaffeekanne beim Eingießen herunterfällt, sollte er vorsichtshalber abgenommen und zur Sicherheit umgedreht auf dem Tisch abgelegt werden. Dadurch werden Kaffee-/Teeflecken vermieden (Abb. 13).

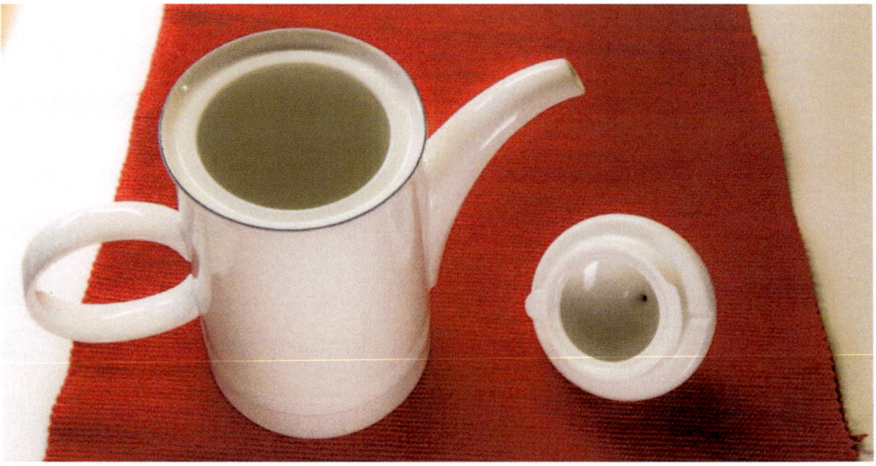

Abb. 13: Deckel auf dem Tisch

Durchführung

1. Kaffeekanne abtasten, Form, Deckel und besonders Art und Länge der Tülle feststellen (Orientierung).
2. Deckel abnehmen (damit dieser beim Eingießen nicht herunterfällt) und umgedreht auf dem Tisch sicher ablegen.
3. Becher zur dominanten Seite des Lernpartners hin am Tischrand abstellen: bei Rechtshändern rechts vom Körper, bei Linkshändern links davon. Nur so kann vermieden werden, dass heiße Tropfen auf den Körper gelangen.
4. Der Becher muss so weit an die Tischkante gestellt werden, dass ein Kontakt zwischen einer senkrecht gehaltenen Kanne und dem Becher gelingt, ohne dass sie geneigt werden muss. (Wird die volle Kanne nicht senkrecht gehalten, kann unbeabsichtigt Kaffee auslaufen.) Darauf achten, dass sich der Bechergriff nicht auf der Seite befindet, wo die Tülle nachher angesetzt wird (Abb. 14).

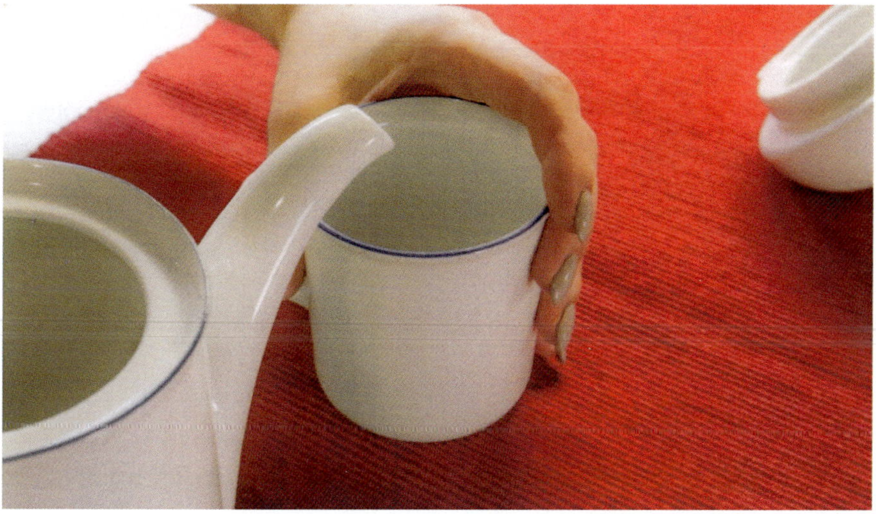

Abb. 14: Becher an der Tischkante

5. Becherrand mit Daumen und Mittelfinger der nicht-dominanten Hand umfassen, der Zeigefinger bleibt zunächst frei (Orientierung).
6. Kanne am Griff mit dominanter Hand sicher greifen, ohne Kontakt mit der heißen Kanne zu haben (Verbrennungsgefahr).
7. Kanne senkrecht halten und vor den Tisch bringen, so dass sich die Tülle ungefähr auf gleicher Höhe mit dem Becher befindet (Abb. 15).

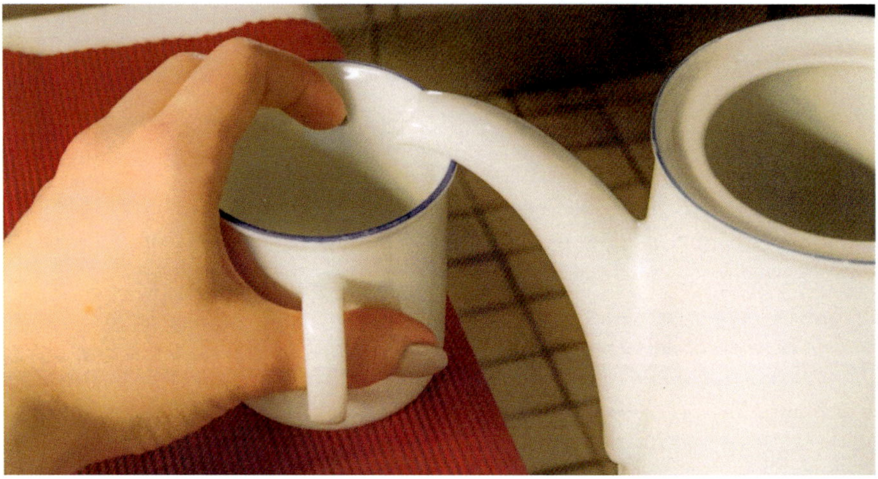

Abb. 15: Kanne senkrecht halten

8. Kontakt zwischen Tülle und Becher herstellen, ohne die Kanne zu kippen. Mit dem Zeigefinger der nicht-dominanten Hand kontrollieren, ob die Tülle der Kanne zur Bechermitte zeigt (Abb. 16). Die Kanne muss senkrecht gehalten werden, und zwar vor dem Tisch. (Sollte dies nicht möglich sein, müsste der Becher bei einer vollen Kanne angehoben werden. Nur wenn sich die Tülle genau über dem Becher befindet, wird nicht danebengegossen.)

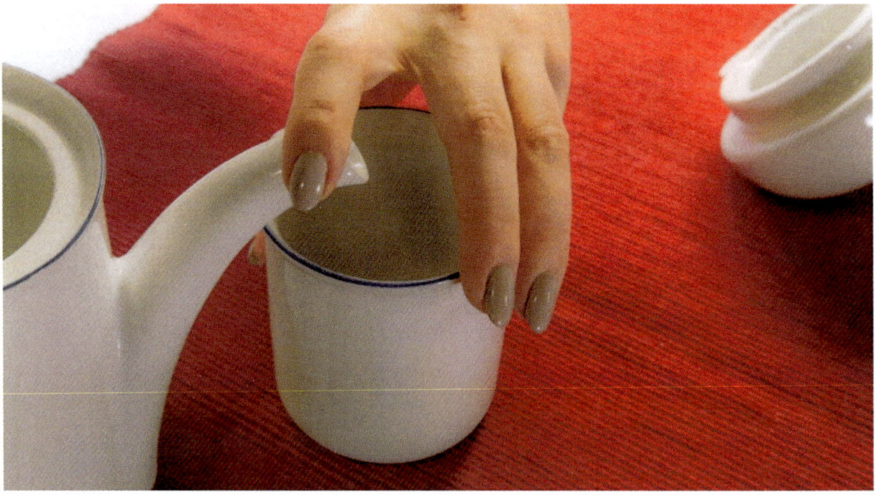

Abb. 16: Kontrolle durch Zeigefinger

9. Kontakt zwischen Tülle und Becherrand halten, aber dabei die Kanne etwas nach hinten ziehen, bis die Lippe des Tüllenrands am Becherrand zu spüren ist. Diesen Kontakt beim späteren Kippen der Kanne beibehalten (wichtig für die Orientierung).
10. Spitze des Zeigefingers an die obere innere Becherwand bei 12 Uhr legen, und zwar tief genug, um ggf. eine angemessene Reaktionszeit beim Fühlen der Flüssigkeit einzuplanen (Abb. 17).

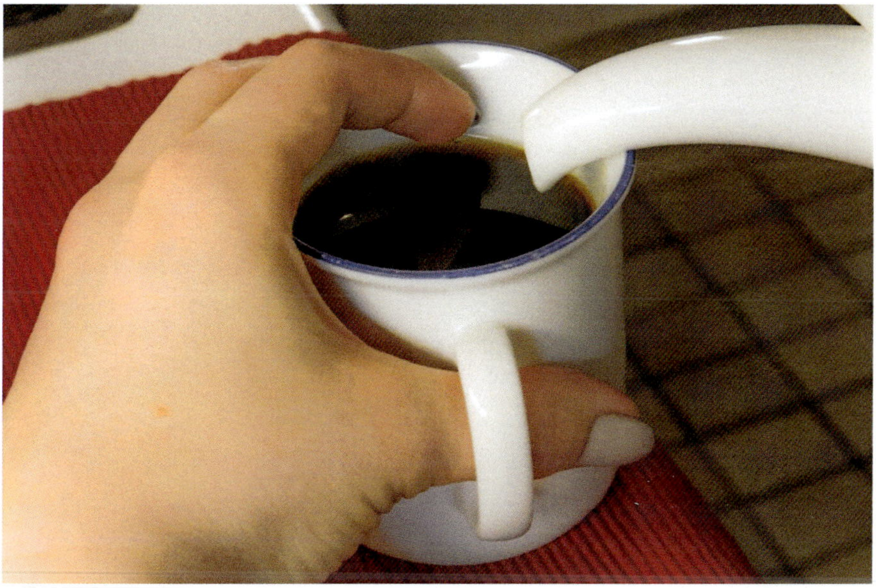

Abb. 17: Anlegen des Zeigefingers

11. Kanne zum Becher hin neigen, Kaffee eingießen, bis der Zeigefinger die Flüssigkeit spürt (Nicht über den Finger gießen, verhindert Tastgefühl, Verbrennung).
12. Kanne in diesem Augenblick wieder senkrecht halten und Richtung 12 Uhr auf dem Tisch abstellen (Sonst wird möglicherweise Kaffee über den Tisch gegossen).
13. Becher ebenfalls wieder an den ursprünglichen Platz zurückstellen.
14. Deckel wieder auf die Kaffeekanne setzen.

Durch das Befolgen dieser Anleitung für die Aufgabe „Kaffee in einen Becher gießen" wurden die davor erwähnten Tücken umgangen.

Um das Prinzip bei der Erstellung einer nicht-sehenden Methode zu verdeutlichen, wird ein weiteres Beispiel einer alltäglichen Verrichtung gezeigt. Die Notwendigkeit, die erforderlichen visuellen Kontrollen durch nicht-visuelle zu ersetzen, ist hier unverkennbar. Es handelt sich um die Aufgabe „einen Esstisch systematisch zu reinigen“. Das Sehen ermöglicht einem eine sofortige Orientierung auf dem unaufgeräumten Tisch, und man kann schnell überblicken, ob der Tisch verschmutzt ist und was für Geschirr, Gläser und Flaschen darauf stehen. Ebenso kann auch beim Abräumen und beim Wischen der unliebsame Kontakt mit der eigenen Kleidung vermieden werden. Nach dem Aufräumen kann man als Sehender irgendwo auf dem Tisch anfangen, die Oberfläche mit einem feuchten Lappen abzuwischen, ohne auf ein systematisches Vorgehen achten zu müssen. Visuelle Rückmeldungen geben Auskunft darüber, ob der Tisch vollständig und zufriedenstellend gesäubert ist. Aber wie ist es, wenn diese visuellen Kontrollen fehlen?

4.1.2 Handlungsausführung „Tischfläche systematisch reinigen“

Übersicht

- Gegenstände vom Tisch räumen
- Vorreinigen bzw. trockenreinigen
- Tischfläche mit einem feuchten Tuch abwischen
- Wenn erforderlich, Gegenstände wieder auf den Tisch stellen

Voraussetzung für diese Aktion ist, dass der Betroffene einen Wischlappen ausspülen und auswringen kann.

Gegenstände vom Tisch räumen

a. Ggf. Ärmel hochkrempeln, damit sie nicht schmutzig werden.
b. Stühle dort vom Tisch wegziehen, wo abgewischt werden soll.
c. Vor dem Abräumen die vordere Tischkante mit einem feuchten, gut ausgewrungenen Lappen abwischen. Dies verhindert ein mögliches Verschmutzen der Kleidung.
d. Abräumen
   - Der Lernpartner stellt sich an die Kante der langen Tischseite, so dass er sich in der Mitte seines Greifbereiches befindet. Eventuell muss er den Tisch in mehrere Greifbereiche unterteilen, wenn der Tisch zu lang ist.

- Wegen der Umstoßgefahr wird eine Suchtechnik eingesetzt, die ein schnelles Auffangen von schwankenden Gegenständen wie Gläsern oder Flaschen erlaubt. Dabei werden mit den Händen von der Körpermitte aus immer größere werdende kreisende, langsame Suchbewegungen ausgeführt. Die Greifbereiche sollen sich überschneiden, damit die gesamte Fläche erfasst wird.
- Bei der Suchbewegung sollen die Finger leicht gekrümmt und locker gespreizt sein. Wichtig ist, dass sie stets die Tischfläche berühren.

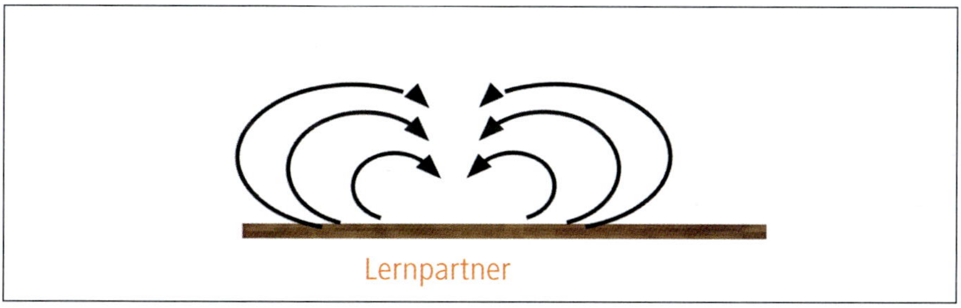

Abb. 18: Suchbewegungen beim Abräumen

- Falls die zu entfernenden Gegenstände nachher wieder auf den Tisch gestellt werden sollen, darauf achten, wo genau die Gegenstände stehen und sie dementsprechend auf der Abstellfläche platzieren (Orientierungserleichterung für später).

Vorreinigung/Trockenreinigung

Die Vorreinigung dient der Entfernung von Krümeln/Resten, bevor die Tischfläche feucht gewischt wird. Bei Kontakt mit Wasser werden manche Reste (wie z.B. Mehl) klebrig und sind dadurch schwerer zu entfernen. Es ist ggf. sinnvoll, Küchenpapier zu benutzen, das man auch um die Schiebehand wickeln kann. Alternative: Tischstaubsauger.

Handhaltung bei der Vorreinigung:

Beim *Heranziehen* der Krümel o.ä. zu sich hin legt man die Hand so auf den Tisch, dass die äußere Handkante mit der Arbeitsfläche abschließt, wobei der kleine Finger Kontakt zum Tisch hält. Die Handkante wird breitseitig zu der beabsichtigten Wischrichtung gelegt.

Beim *Auffangen* wird die andere Hand direkt unter die Tischkante gehalten, so dass die Handinnenfläche nach oben zeigt. Die Finger sind gestreckt und eng zusammen, um das Durchfallen der Krümel zu verhindern. Bei dieser Haltung kann der Daumen abgespreizt oder auch direkt unter der Tischkante gehalten werden um die Wischbahn nicht zu behindern.

Alternative zur Auffanghand: Die Reste können auch in einen kleinen Eimer geschoben werden.

Systematik bei der Vorreinigung – Es gibt zwei Möglichkeiten:

Bei den beiden folgenden Techniken ist das Gefühl für die Körpermitte ausschlaggebend. Es bestimmt die Einhaltung einer geraden Wischbahn, ganz gleich, ob senkrecht oder waagerecht. Technik 1 ist in der Durchführung weniger kompliziert, da nur eine immer wiederkehrende Bewegung im Vorgang vorhanden sind. Technik 2 ist meistens schneller durchzuführen.

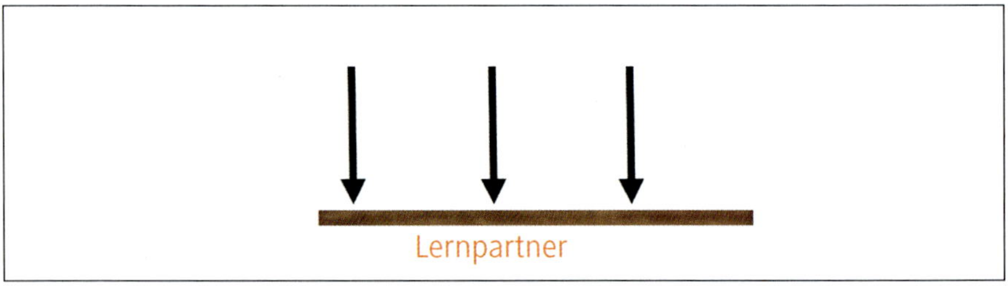

Abb. 19: Systematik bei der Vorreinigung, Technik 1

Technik 1

a. Der Lernpartner stellt sich senkrecht vor die vordere Tischkante links am Tisch und beugt sich leicht nach vorn.
b. Eine Hand wird an die gegenüberliegende Tischkante gelegt, um die Krümel o.ä. von da aus zu sich heranzuziehen (Ziehhaltung). Um eine möglichst effektive und breite Wischfläche zu erzielen, liegt die Handkante parallel (breitkantig) zur oberen Tischkante. Die andere Hand wird etwas unterhalb der Tischkante direkt vor den Körper gehalten, um die Krümel aufzufangen (Auffanghaltung).
c. Die Wischbahnen verlaufen senkrecht zur Auffanghand und überlappen sich leicht.
d. Nach ein bis zwei Wischbewegungen geht der Lernpartner einen kleinen Schritt nach rechts, um zu gewährleisten, dass er direkt vor seiner nächsten Wischbahn steht.
e. Dieser Vorgang wird so lange wiederholt, bis der Lernpartner die rechte Tischkante erreicht hat. Es kann bei größeren Krümelmengen notwendig sein, diese zwischendurch mal in einen Mülleimer zu werfen. Daher sollte dieser Behälter bereits vorher in Reichweite unter dem Tisch stehen.

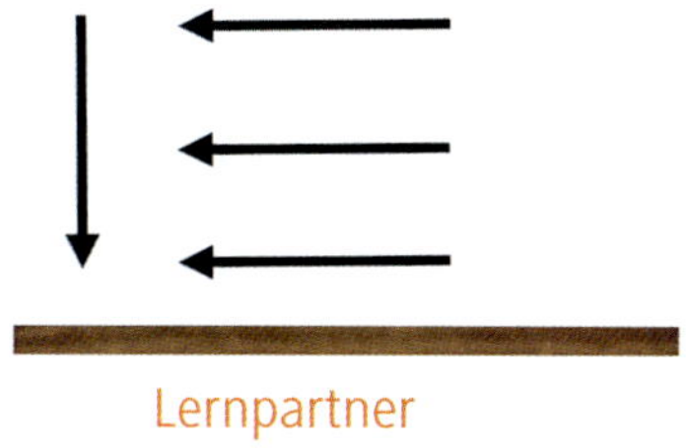

Abb. 20: Systematik bei der Vorreinigung, Technik 2

Technik 2

Bei dieser Systematik werden kurze waagerechte Wischaktionen etappenweise ausgeführt, um die Krümel an eine vom Lernpartner vorbestimmte Stelle (senkrecht verlaufende Linie) zu schieben. Zwischendurch werden die Tischreste an der vorbestimmten senkrechten Linie von oben nach unten in die Auffanghand geschoben.

a. Der Lernpartner stellt sich gerade vor die Tischkante ganz rechts in die sogenannte 6-Uhr-Position. Er beugt sich nach vorn, um seine rechte Hand an die rechte obere Ecke des Tisches anzulegen. Da die ersten Wischbahnen von rechts nach links verlaufen, platziert er seine Handkante parallel zur rechten Tischkante. Die linke Hand legt er seitlich etwas links von sich an der 6-Uhr-Tischkante als Orientierungspunkt für eine vorbestimmte senkrecht verlaufende Linie ab. Dadurch wird die Breite der waagerechten Wischbahnen vom Lernpartner bestimmt.
b. Waagerechte Wischbahnen werden von rechts nach links gezogen, angefangen von der vorderen Tischkante bis zur hinteren. Die Bahnen sollen gleich breit sein. Die freie Hand kann als Bremslinie für die waagerechten Bahnen dienen.
c. Sollte die vom Lernpartner vorbestimmte senkrechte Linie relativ weit links sein, muss darauf geachtet werden, dass bei den waagerechten Schiebebewegungen keine Scheibenwischerbewegungen entstehen. Dies kann vermieden werden, wenn der Lernpartner beim Schieben einen kleinen Schritt zur Seite in Richtung der Schiebebewegung macht. Dadurch bleibt seine Körpermitte senkrecht zur Tischkante.
d. Nachdem alle waagerechten Wischaktionen eines Greifbereiches ausgeführt worden sind, wird die Orientierungshand an die vordere Tischkante in Höhe der Bremslinie gelegt um die Funktion als Auffangshand zu übernehmen. Da-

nach werden bei 12 Uhr an der Bremslinie eins bis zwei sich senkrecht überlappende senkrechte Bahnen zu dem Lernpartner hin gezogen (wie in Technik 1), um die Krümel in die Auffanghand, bzw. in den Auffangeimer, zu geben.

e. Danach macht der Lernpartner einen Schritt an der vordere Tischkante nach links, um einen neuen Greifbereich vor sich zu haben. Dann werden die waagerechten Bahnen und anschließend die senkrecht zum Körper zu ziehende Bahn wie o.a. wiederholt.

Tischfläche mit einem feuchten Tuch abwischen

Hierfür gibt es auch zwei Techniken. Bevor der Tisch abgewischt wird, wird die vordere Tischkante nochmals abgewischt, da sie eventuell bei der Vorreinigung wieder verschmiert wurde.

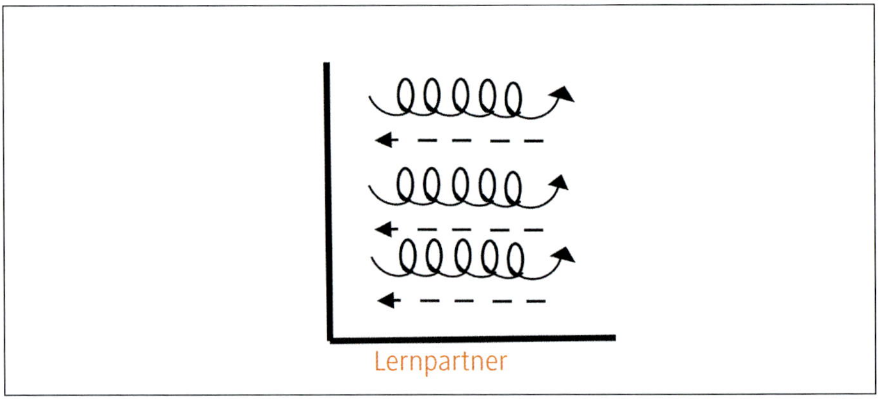

Abb. 21: Tischfläche feucht abwischen, Technik 1

Technik 1

Die Wischbewegung erfolgt in waagerechten Bahnen von links nach rechts, beginnend an der 12-Uhr-Tischkante. Die Bahnen sollen sich überlappen. Es ist wichtig, dass der Körper des Lernpartners mit den Bewegungen mitgeht, sonst können Scheibenwischerbewegungen entstehen. Ein kleiner Eimer mit Wasser und Spülmittel steht am rechten Rand unter dem Tisch, um den Lappen, wenn nötig ausspülen zu können.

a. Der Lernpartner fängt links an der hinteren Tischkante an. Die rechte Hand wischt mit einem Lappen in Spiralbewegungen eine Bahn von links nach rechts.

b. Die linke Hand dient der Orientierung und auch der taktilen Kontrolle, ob Schmutz tatsächlich mit dem Lappen entfernt worden ist. Sie folgt der rechten Hand und tastet die gerade gewischten Tischfläche ab. Es ist wichtig, darauf aufmerksam zu machen, dass das Ende der Bahn auch mit der linken Hand kontrolliert werden soll.
c. Wenn erforderlich, kann der Lappen am rechten Tischrand ausgespült werden. Der Lappen bleibt für eine bessere Orientierung auf dem Tisch liegen, während der kleine Eimer oben direkt daneben gestellt wird. Nach dem Ausspülen kommt der Eimer wieder an den rechten Rand unter den Tisch hingestellt. Um eventuelle Spuren der Tasthand zu entfernen, wischt die rechte Hand mit dem Lappen von rechts nach links über die eben gereinigte Bahn. Eventuell bietet sich an, den Lappen in der Hand zu wenden, wenn die Verschmutzung zu stark ist.
d. Am linken Tischrand angekommen, rutscht die rechte Hand eine halbe handbreit nach unten in Richtung Lernpartner. Dadurch wird eine Überlappung der Bahnen gewährleistet.
e. Nächste Bahn wie bei Bahn 1 durchführen, usw.
f. Feuchte Tischfläche kann am Schluss trocken nachpoliert werden, um Wischspuren zu beseitigen.

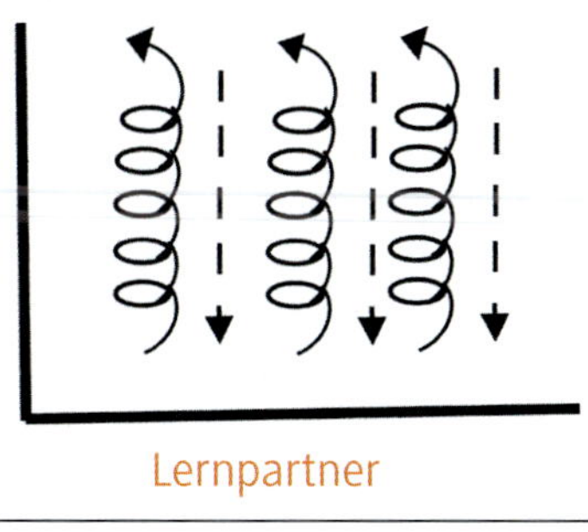

Abb. 22: Tischfläche feucht abwischen, Technik 2

Technik 2

Die Aktionen beider Hände sind die gleichen wie bei Technik 1; nur die Wischbahnen verlaufen senkrecht statt waagerecht zu der Tischkante der Längsseite.

a. Der Lernpartner steht senkrecht zur Tischkante, direkt vor der Bahn, die er wischen möchte.
b. Die rechte Hand wischt die erste senkrechte Bahn von der vorderen Kante bis zur hinteren in Spiralbewegungen.

c. Die rechte Hand bleibt an der hinteren Kante zur Orientierung liegen, während die Fingerspitzen der linken Hand die Sauberkeitskontrolle der eben gewischten Bahn durchführen.
d. Nach der Sauberkeitskontrolle wischt die rechte Hand die eventuell entstandenen Fingerspuren der gerade kontrollierten Bahn weg.
e. Bevor der Lernpartner die nächste senkrechte Bahn beginnt, macht er einen kleinen Schritt seitlich, um die Körperorientierung zu Mittelline beizubehalten. Vorgang wiederholen.
f. Am Schluss Tischkante ringsherum abwischen.

Die Handlungsausführungen dieser beiden Verrichtungen machen deutlich, wie visuelle Kontrollen durch nicht-visuelle Kontrollen ersetzt werden können. Dennoch ist eine bewährte nicht-visuelle Technik für den Menschen mit einer Sehbeeinträchtigung keine Garantie für die erfolgreiche Ausführung dieser Aufgabe. Dafür muss der Betroffene die dazu erforderlichen begrifflichen und motorischen Voraussetzungen für diese Handlung mitbringen. Aber dieser Schritt ist nur ein Teil des Puzzles. Um Klarheit über die Komplexität dieses Analyseprozesses zu schaffen, nehmen wir das Modell der Aufgabenanalyse zur Hilfe.

4.2 Modell der Aufgabenanalyse und ihre individuelle Anpassung

Dieses Modell (Tab. 1) ist eine umfassende Aufzeichnung der Elemente, die zur einem erfolgreichen Vermittlungsprozess gehören. Die Punkte 1 bis 4 befassen sich mit der Erstellung von nicht-visuellen Ausführungsstrategien der Lebenspraktischen Fähigkeiten. Sie sind das Handwerkzeug, das zur Ausstattung jedes LPF-Lehrers gehören muss. Punkt 5 macht bewusst, dass eine Aufgabenanalyse allein – mag sie noch so detailliert und perfekt sein – nicht zu einer erfolgreichen Umsetzung des Rehabilitationsprozesses führen kann, ohne die individuelle Situation des Betroffenen zu berücksichtigen. Seine Voraussetzungen, seine Bedürfnisse und seine Erwartungen sind dafür ausschlaggebend, ob eine „perfekt" erdachte Ausführungsart zu ihm passt oder nicht. Punkt 6 gibt Empfehlungen, wie der LPF-Lehrer und der Lernpartner zueinander finden können. Hier werden die didaktischen Prinzipien des Vermittlungsprozesses, die zur Aktivierung der eigenen Ressourcen der jeweiligen Menschen mit einer Sehbeeinträchtigung führen, aufgezeigt.

Tab. 1: Modell der Aufgabenanalyse und ihre individuelle Anpassung

<table>
<tr><td>1. Die sehende oder „normale“ Methode muss einem bekannt sein. Sie wird unter der Augenbinde durchgeführt und überprüft, ob sie auch „ohne sehen zu können“
• ohne Komplikationen und sicher durchführbar ist und
• immer zum Erfolg führt.</td><td rowspan="3">NOTEBOOK</td><td rowspan="4">AUFGABENANALYSE</td><td rowspan="6">AUFGABENANALYSE UND IHRE INDIVIDUELLE ANPASSUNG</td></tr>
<tr><td>2. Ist dies nicht der Fall, muss die Methode unter Berücksichtigung der Kriterien für eine nicht-visuelle Methode verändert und wieder überprüft werden.</td></tr>
<tr><td>3. Ist die Fertigkeit, ohne sehen zu können, durchführbar, zerlegt man sie in ihre einzelnen Teilschritte.</td></tr>
<tr><td colspan="2">4. Die erforderlichen Voraussetzungen, um diese Aufgabe auszuführen, werden definiert.
• Die Schritte 1–4 beziehen sich ausschließlich auf die Methode.
• Bei den folgenden Schritten rückt die Methode in den Hintergrund, um die Aufgabenanalyse an den Lernpartner anzupassen.</td></tr>
<tr><td colspan="3">5. Der Ist-Stand des Lernpartners wird festgestellt:
• Welche Voraussetzungen hat der Lernpartner? Worauf kann aufgebaut werden?
• Welche Voraussetzungen fehlen?
– Welche Faktoren (physische, kognitive/geistige, emotionale usw.) beeinflussen den Lernprozess?
– Sind diese Faktoren so gravierend (bzw. nicht erreichbar; nicht übertragbar oder unverhältnismäßig zeit- und energieaufwendig), dass die ausgewählte nicht-visuelle Methode modifiziert werden muss?</td></tr>
<tr><td colspan="3">6. Vorübungen werden vorbereitet, die die Anbahnung entsprechender Voraussetzungen fördern. Diese Vorübungen sind nur sinnvoll, wenn sie den Lernpartner abholen, wo er sich momentan befindet, d.h. sie müssen auf seine vorhandenen Fähigkeiten aufgebaut werden. Weiterhin müssen sie folgende Eigenschaften fördern:
• die Motivation
• das Durchhaltevermögen
• ein exploratives Neugierverhalten und
• die Entfaltung der Kommunikationsbereitschaft (nach Schlack).</td></tr>
</table>

Jeder dieser Schritte ist für eine erfolgreiche Umsetzung des LPF-Unterrichts erforderlich. Daher wird im Folgenden näher auf die einzelnen Punkte des Modells eingegangen.

4.2.1 Die sehende oder normale Methode muss bekannt sein

Eigentlich eine Selbstverständlichkeit – oder? Aber das ist nicht immer so. Diese Lektion wurde mir im Jahre 1976 bei einem Restaurantbesuch in Deutschland erteilt. Mein Mann und ich, beide Amerikaner, wollten unseren Hochzeitstag mit einem besonderen Essen feiern. Wir hatten beide Riesengarnelen bestellt – eines unserer Lieblingsessen – und waren sehr beunruhigt, als unser Gericht serviert wurde. Jeweils mitten auf den Tellern befand sich eine gepanzerte Kreatur mit Kopf und Beinen. Unsere kulinarischen Erfahrungen mit Riesengarnelen stammten bis dahin nur aus den USA. Dort waren uns diese Tiere immer schon ausgenommen und essbereit serviert worden. Wir gerieten in Panik, bis mein Mann entdeckte, dass das Pärchen hinter mir die gleiche Speise serviert bekam. Er bat mich, Ruhe zu bewahren während er die Tischnachbarn hinter mir genau beobachtete und das Sezieren der Riesengarnelen Schritt für Schritt nachahmte, so dass auch ich eine Vorstellung davon bekommen konnte. Danach haben wir beide sehr gelacht und waren unseren Tischnachbarn überaus dankbar, dass sie uns diese Nachahmungsmöglichkeit geboten hatten.

Sind alle Handlungsausführungen wirklich so genormt? Muss man genau wissen, wie jede einzelne Alltagsverrichtung von anderen Menschen ausgeführt wird, bevor man es wagt, etwas selbst herauszufinden? Nein, muss man nicht. Aber bei Tischsitten ist das etwas anderes. Tischsitten gehören zu den Kulturtechniken, beziehungsweise Ritualen, die von den landestypischen oder regionalen Unterschieden zur gesellschaftlichen Teilhabe abhängig sind und zum Wertesystem gehören. Die Redewendung: „Andere Länder, andere Sitten!" stimmt wirklich. Hier muss ich tatsächlich über genaueres Wissen in Hinblick auf die örtlichen Gepflogenheiten verfügen, um nicht aus Versehen meinen Mitmenschen falsche Signale zu senden.

Dennoch sind viele motorische Handlungen, die wir tagtäglich automatisch ausführen, so ins Unterbewusstsein gerutscht, dass es schwierig sein kann, sich einzelne Teilschritte ins Bewusstsein zu rufen, um sie dann zu verbalisieren. Man stelle sich vor, die eigene Art des Schleifebindens jemandem unter der Augenbinde zu beschreiben – allerdings, ohne dabei die eigenen Hände mitzubewegen. Ihr Zuhörer kann gleichzeitig versuchen, eine Schleife genau nach der gehörten Beschreibung, ohne sehen zu können, zu binden. Hat es funktioniert – oder haben einzelne Teilschritte in der Erklärung gefehlt? Diese Augenbindenerfahrung zeigt, inwieweit die auszuführende motorische Handlung vom Unterbewussten ins Bewusstsein befördert werden kann und ob man in der Lage ist, diese Aktion Schritt für Schritt genau zu verbalisieren. Ferner bietet sie die Möglichkeit zu prüfen, ob die eigene Methode ohne das Sehen verlässlich, sicher und ohne Komplikationen durchführbar ist und wenn nicht, herauszufinden, welche visuellen Kontrollen durch nicht-visuelle ersetzt werden müssen.

Viele Wege führen bekanntlich nach Rom. So gibt es bei Alltagsverrichtungen, die ziemlich genormt sind, vielfältige Ausführungsarten (Hergert/Hofer 2011). Dies wird deutlich, wenn wir anfangen, unsere Mitmenschen beim Essen zu beobachten. In Deutschland wird in der Regel die Gabel in der linken Hand und das Messer in der rechten gehalten, sowohl beim „Schiebe-Essen" (Reis auf die Gabel schieben) als auch in der Stechhaltung (beim Fleischschneiden). Interessant ist es, die Gabelhaltung beim Essen zu beobachten. Wie wird die Gabel gehalten, wenn die Beilage darauf geschoben wird und wie wird sie gehalten, wenn sie ins Fleisch sticht, damit das Messer ein Stück davon abschneiden kann? Eventuell wird man hierbei wenige Handhaltungsvarianten beobachten. Spannend wird es jedoch, wenn man die Gabel beim Wechsel von Schiebe- zu Stechhaltung genau beobachtet. Wird dieser Wechsel von allen auf die gleiche Art ausgeführt? Das kann ein echtes Aha-Erlebnis sein zu erfahren, wie viele verschiedene Möglichkeiten und Variationen es für diesen Wechselvorgang gibt. Erst mit dieser Erkenntnis sind wir bereit, die eigene Methode genauer anzuschauen und zu hinterfragen. Zwar funktioniert die eigene Methode bei einem selbst ohne weiteres, aber ist sie auch dazu geeignet, sie Menschen, die seit der Geburt blind sind, beizubringen?

4.2.2 Kriterien für nicht-visuelle Methoden

Sollte die eigene *„normale"* Methode nur mit Hilfe des Sehens durchführbar sein, müssten die darin enthaltenden visuellen Steuerungskontrollen durch nicht-visuelle Kontrollen ersetzt werden.

Allerdings stellt sich eine noch wichtigere Frage, nämlich die, ob die vorgesehene Ausführungsart wirklich dafür geeignet ist, sie Menschen mit einer Sehbeeinträchtigung, die keine eigenen Strategien für eine bestimmte Handlung mitbringen, zu vermitteln. Welche Methode ist bei der Vielzahl der Variationen am brauchbarsten? Welche Kriterien soll man überhaupt dafür einsetzen, um die bestmögliche Methode einer motorischen Handlung auszuwählen?

Es gibt acht konkrete Überlegungen, die für die Auswahl einer optimalen nicht-visuellen Methode entscheidend sind (s.u.). Sieben davon beziehen sich nur auf deren Ausführung und sind daher unabhängig vom Lernpartner zu betrachten. Sie können also als Grundlage für die Erstellung von allgemeinen nicht-visuellen Methoden eingesetzt werden. Die achte, d.h. der Personalisierungsfaktor, ist allerdings die Schlüsselüberlegung dabei. Sie stellt den Lernpartner in den Mittelpunkt des Aufgabenanalyseprozesses und verdrängt möglicherweise die standardisierte nicht-visuelle Methode. Nun wird die nicht-visuelle Ausführungsmethode an die Fähigkeiten des individuellen Lernpartners angepasst. Letztendlich hat der Lernpartner das Veto-Recht in diesem Prozess. Er muss mit der ausgewählten Methode einverstanden sein. Sollte dies nicht der Fall sein, müssen gemeinsam andere Wege gesucht werden, die eventuell nicht alle anderen Kriterien erfüllen können. Das Einverständnis des Lernpartners ist hier ausschlaggebend.

Die folgenden sieben Überlegungen gehören zum Kriterienkatalog eines allgemeinen optimalen nicht-visuellen Methode.

1. Die erste – und wahrscheinlich die wichtigste Überlegung hierbei ist: Die Methode soll **so sicher und ungefährlich wie möglich** sein. Es ist nicht immer möglich, alle Gefahrenquellen auszuschalten, aber die ausgewählte Methode soll die Gefahren auf ein Minimum begrenzen. Sobald Gefahren in der Handlungsausführung auftauchen, ist es äußerst wichtig, alle Vorsichtsmaßnahmen gewissenhaft einzuhalten. Wenn der Lernpartner zum Beispiel mit einem elektrischen Handmixer in der Küche zu tun hat, muss er immer den Stecker aus der Steckdose ziehen, bevor er die Rührstäbe zum Herausziehen mit den Fingern anfasst, weil er sonst das Gerät nochmal versehentlich einschalten könnte.

Ebenso wichtig ist es, Vorsichtsmaßnahmen beim Umgang mit scharfen Messern zu treffen. Welche der beiden abgebildeten Methoden zeigt wohl mehr Sicherheit beim Halbieren der Apfelsine (Abb. 23 oder Abb. 24)?

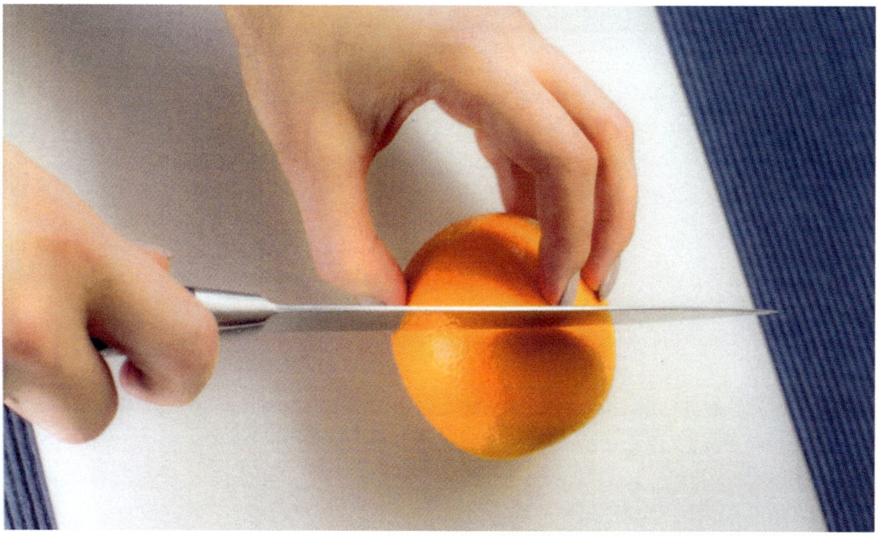

Abb. 23: Handhaltung beim Schneiden (a)

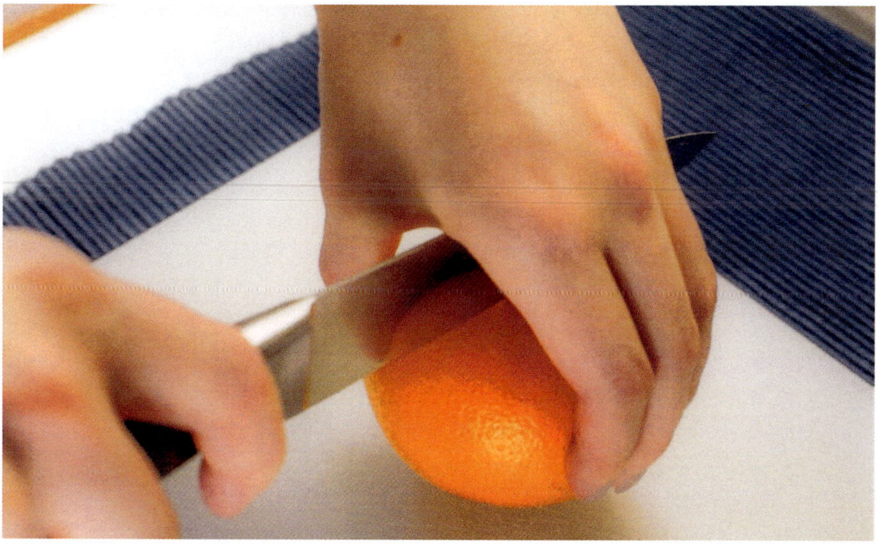

Abb. 24: Handhaltung beim Schneiden (b)

Die Position der Haltehand ist hier wichtig. Im ersten Bild (Abb. 23) hat die Apfelsine keinen sicheren Halt. Im zweiten Bild (Abb. 24) hält die Haltehand die

Apfelsine in einem Brückengriff, der für einen sicheren Halt sorgt, so dass kein Finger gefährdet ist.

2. Die zweite Überlegung ist: Die ausgewählte Methode muss **zuverlässig** sein. Sie muss **immer** zum Ziel führen – nicht nur ab und zu.
3. Die dritte Überlegung ist: Die ausgewählte Methode muss so **einfach** wie möglich sein.

BEISPIEL

Zähneputzen

Eine ältere Frau war verzweifelt. Sie erzählte, sie müsse ihr Badezimmer mehrmals am Tag gründlich putzen, wenn sich ihr blinder Mann die Zähne geputzt hatte. Er war nicht mehr in der Lage, die Zahnpasta visuell auf die Zahnbürste aufzutragen, ohne eine Schmiererei zu verursachen. Sie wollte schnelle Abhilfe haben und ihm war es auch wichtig, diese Situation allein zu bewältigen. Eine vereinfachte Methode, bei der der Teilschritt „Zahnpasta auf die Zahnbürste geben" entfiel, lieferte die Lösung. Er drückte nun aus einer eigenen Tube etwas Zahnpasta direkt in den Mund. Eine ungewöhnliche, einfache und sehr effiziente Lösung, die von beiden Parteien sofort angenommen wurde.

4. Eine weitere Überlegung bezieht sich auf die sogenannten Kulturtechniken (wie z.B. Tischsitten), die letztendlich einen Einfluss auf die soziale Integration haben. Die ausgewählte Methode soll **so weit wie möglich an sehende Normen angelehnt sein**, um unnötiges Auffallen zu vermeiden. Kulturtechniken, deren nicht-visuelle Methoden weit von den sehenden Techniken abweichen, werden meist trotz ihrer Zuverlässigkeit von Menschen mit einer Sehbeeinträchtigung nicht akzeptiert.
5. Genauso wichtig bei der Erstellung einer nicht-visuellen Methode ist es, dass die Ausführung für den Lernpartner **nicht** übertrieben **zeit- und/oder energieaufwändig** sein soll. Sie soll so **ökonomisch wie möglich** sein.
6. Die Auswahl der geeigneten nicht-visuellen Methode soll auch die **Übertragbarkeit auf ähnliche Situationen** berücksichtigen. Das kann zum Beispiel heißen, dass die Methode fürs Fleischschneiden dieselbe ist, egal ob sich das Fleisch allein auf einem Teller befindet oder mit Beilagen. Ebenso kann es bedeuten, dass die Fleischschneidetechnik auch für das Schneiden von Pizza usw. eingesetzt werden könnte.

7. Und die letzte Überlegung **„so real wie möglich"** bezieht sich auf den **Einsatz von Hilfsmitteln**. Einige Menschen haben Schubladen voller Hilfsmittel angesammelt, die sie gar nicht mehr einsetzen. Da ein Hilfsmittel den Schlüssel zum Erfolg für die Ausführung einer bestimmten Verrichtung sein kann, hat das zur Folge, dass deren Anschaffung gut überlegt sein soll. Die goldene Regel dabei ist: so viel wie nötig; so wenig wie möglich.

Das Modell der Aufgabenanalyse hat sich als geeignetes Instrumentarium bewährt, um motorische Handlungen weitestgehend zu analysieren. Damit können ihre visuellen Kontrollkomponenten identifiziert und durch nicht-visuelle Steuerungsmechanismen ersetzt werden.

4.2.3 Die ausgewählte nicht-visuelle Methode in Teilschritte zerlegen

In Vorbereitung auf die Vermittlung von LPF bei Lernpartnern mit Entwicklungsverzögerungen wird die vorläufig erstellte **Ausführungsmethode in einzelne Teilschritte zerlegt** (Kap. 4.1.1. und Kap. 4.1.2).

Das Aufteilen einer komplexen Aufgabe in einzelne Teilschritte grenzt den geplanten Lerninhalt ein und unterstützt den LPF-Lehrer bei seinem pädagogischen Vorhaben, die Art und Menge des Lerninhaltes an den entsprechenden Lernpartner genau anzupassen, um ihm somit eine zu bewältigende Herausforderung anzubieten.

4.2.4 Analyse der Voraussetzungen für die Ausführung von ausgewählten Aufgaben

Die **Voraussetzungen für eine erfolgreiche Ausführung** werden identifiziert und den jeweiligen Teilschritten zugeordnet. Diese Kenntnisse sind für den Lehrer Grundbedingung für die spätere endgültige Anpassung der Ausführungsmethode an den individuellen Lernpartner. Um diesen Schritt zu verdeutlichen, befassen wir uns mit dem praktischen Beispiel von „Kartoffeln schälen". Welche Voraussetzungen werden hierfür benötigt?

Erforderliche Voraussetzungen für die Aufgabe Kartoffeln schälen:

- **Motivation** oder mindestens eine **Einsicht** des Lernpartners muss gegeben sein.

- Die **Notwendigkeit** und **Möglichkeit**, diese Aufgabe auszuführen, müssen vorhanden sein.
- **Begriffliche Voraussetzungen:**
  - Wie sieht eine Kartoffel aus? Welche Form hat sie? Was sind Sprossen? Welche Utensilien (Messer/Sparschäler) stehen zum Schälen zur Verfügung? Sind sie alle gleich zu handhaben?
  - Die Gefahren der Schälutensilien müssen bekannt sein.
  - Wie wird das Messer auf der Kartoffel angesetzt, so dass es leicht unterhalb der Schale schneiden kann?
  - Wie wird die Kartoffel beim Schälen gedreht?
  - Wie dick soll die Schale sein?
  - Wie sollen die Schalen entsorgt werden?
  - Kenntnisse über den Oxidationsprozess können auch hilfreich sein.
- **Motorische Voraussetzungen:**
  - Sind die Hände groß und stark genug, um die Kartoffel zu halten?
  - Ist die Feinmotorik weit genug entwickelt, um verschiedene Bewegungen der Finger und Handgelenke zu erlauben?
  - Verfügt die Haltehand über genügend Kraft und Geschicklichkeit, um die Kartoffel mit der einen Hand gleichzeitig zu halten und zu drehen?
  - Ist ein kinästhetisches Bewusstsein vorhanden, das ermöglicht, den Druck, der auf das Messer ausgeübt wird, genau zu dosieren, um die Dicke der abgeschälten Kartoffelschale zu bestimmen?
  - Sind die Finger der Schälhand in der Lage, das Messer (bzw. den Sparschäler) in Richtung der ausführenden Person zu bewegen, während der Daumen als Gegenpol zum Abbremsen des Messers bereit sein muss? (Muskeltonus)
  - Sehr viel Übung ist notwendig, bis man in der Lage ist, das Messer wie beschrieben zu halten und die Schälbewegungen geschickt durchzuführen.

Alle diese Voraussetzungen sind Bestandteile der Aufgabe „Kartoffeln schälen". Damit ist der Prozess der optimalen standardisierten Aufgabenanalyse (Schritte 1 bis 4) vorerst abgeschlossen. Dieses Bewusstwerden, wie eine komplexe Aufgabe detailliert analysiert werden kann, ist ein wichtiger Teil des Ausbildungskurses zum Rehabilitationslehrer (LPF). Dies ist kein Widerspruch zur Piklers Warnung vor dem unnötigen und unfruchtbaren Eingreifen des Erwachsenen in den kindlichen Lernprozess, sondern diese Vorgehensweise erweitert den Kenntnisstand über die zu vermittelten Lerninhalte. Obwohl es nicht Aufgabe des LPF-Lehrers ist, dem Lernpartner „Fertigrezepte" auf einem Tablett zu präsentieren, wird er sich ausführlich mit der jeweiligen Aufgabe auseinandergesetzt haben. Er wird in Eigenerfahrung unter der Augenbinde und mit den

Simulationsbrillen selbst erlebt haben, ob die ausgewählten Techniken tatsächlich ohne Sehen durchführbar sind. Dadurch kann er sich ein großes Repertoire an nicht-visuellen motorischen Handlungen aneignen. Erfahrungen dieser Art lassen den Lehrer ganz in Ruhe die bevorstehende LPF-Vermittlung angehen, da er zur Not immer noch eine bewährte Ausführungsmethode in petto hat. Dies erlaubt ihm, den Lernenden genauer zu beobachten, um für ihn eine Lernsituation mit der genau richtigen Herausforderung zu gestalten. Somit können eventuelle Frustsituationen für den Lernpartner vermieden werden.

4.2.5 Analyse des Ist-Standes des Lernpartners

Bisher wurden nur die Kriterien für bewährte nicht-visuelle motorische Aufgaben aufgeführt, ohne die Grenzen und Fähigkeiten des individuellen Betroffenen zu berücksichtigen. Jetzt wird der Betroffene in den Mittelpunkt dieses Prozesses gerückt, indem sein Ist-Stand gründlich überprüft wird. Welche Voraussetzungen bringt er mit? Worauf kann aufgebaut werden? Hat sich der Lernpartner bereits irgendwelche eigenen Strategien angeeignet? Oft kann es einfach nur darum gehen, diese aufzugreifen, zu verfeinern oder zu erweitern. Im Gegensatz zu früher wird jetzt der Blick weit mehr auf die Ressourcen des Lernpartners gerichtet. Der Lernpartner wird sorgfältig beobachtet, um nicht nur seine fehlenden Voraussetzungen identifizieren zu können, sondern auch um die vorhandenen bewusst wahrzunehmen. Eine Lernsituation, die die Ressourcen des Lernpartners miteinbezieht, ermöglicht seine aktive Teilnahme an der gemeinsamen Suche nach Lösungsstrategien (Hergert/Hofer 2011). Dennoch darf der LPF-Lehrer die fehlenden Voraussetzungen nicht ignorieren. Welche Voraussetzungen sind das genau? Sind diese Voraussetzungen erlernbar oder nicht? Gibt es darunter Faktoren (wie körperliche, kognitive/geistige, emotionale Elemente), die den Lernprozess so beeinflussen würden und die so gravierend sind, dass die standardisierte nicht-visuelle Ausführungsmethode modifiziert werden muss? Die fehlenden Faktoren, die absolut unüberwindbar sind, können uns vor große Herausforderungen stellen. In solchen Fällen müssen wir manchmal bereit sein, unser Denkraster zu verlassen, um ungewöhnliche, einfallsreiche Wege zu erfinden. Die folgende Falldarstellung zeigt, welche extremen Wege man einschlagen kann, um ans Ziel zu kommen:

BEISPIEL

Überlebenshilfe mit Kaffeemaschine

Vor etlichen Jahren wurden einige Kolleginnen aus dem Berufsförderungswerk Düren vor eine solche Herausforderung gestellt. Sie hatten mit einem blinden Rehabilitanden zu tun, der etliche gravierende körperliche Einschränkungen hatte. Dieser Mann lebte allein und hatte als Ziel, sich in der Küche selber zu versorgen. Bis dahin konnte er lediglich eine herkömmliche Kaffeemaschine mit einer Warmhalteplatte bedienen. Nach etlichen Probestunden und detaillierten Beratungen kamen die LPF-Lehrerinnen zu der Schlussfolgerung, dass das Arbeiten am Herd für den Rehabilitanden ein zu großes Risiko darstellte. Was tun? Der Rehabilitand war nicht bereit, sein Ziel aufzugeben. Daher mussten andere Wege gesucht werden. Gemeinsam fand man heraus, dass seine Fähigkeit, Kaffee zu kochen, eine entscheidende Ressource sein konnte, um ans Ziel zu kommen. Auf einem völlig ungewöhnlichen Weg haben sie Methoden entwickelt, die sie als „Überlebenshilfen mit der Kaffeemaschine" bezeichneten. Der Rehabilitand war mit dieser Lösung in der Lage, nicht nur Getränke wie Kaffee oder Tee oder Brühe zu kochen, sondern die folgenden Speisen herzustellen:

- Brühwürstchen
- Nudeln
- Knödel
- Brötchen aufbacken
- Suppen
- Kartoffelpüree
- Reis
- Toastbrot toasten
- Eier kochen
- Fertiggerichte aus Dosen erwärmen
- Bratensoße

Dieses kreative Beispiel zeigt, wie wichtig es ist, nicht sofort aufzugeben, wenn man gezwungen wird, andere Wege zu verfolgen, um ans Ziel zu kommen.

Jedoch kann es manchmal schwierig sein zu entscheiden, ob eine fehlende Voraussetzung noch erlernbar ist oder nicht. Darüber hinaus muss die Frage gestellt werden, ob es sich überhaupt lohnt. Eine Anbahnung der Voraussetzungen darf nicht übertrieben werden. Es darf nicht so weit kommen, dass der Lernpartner u.U. jahrelang die vermeintlich basalen Fähigkeiten erlernen muss, bevor sein Lernprozess weitergehen darf. Das ganze Leben darf nicht nur in der

Vorbereitungsphase stecken bleiben. Wichtiger ist es, dem Lernpartner die Teilhabe an der Gesellschaft zu ermöglichen, als ihm eine unbedingt selbständige Durchführung diverser Aktionen im Haushalt beizubringen. Hier kommt wieder das Prinzip: **„Der Lernpartner muss im Mittelpunkt unserer Bemühungen stehen“** zum Tragen.

Was könnten jedoch die Gefahren sein, wenn eine Aufgabe zu schnell angepasst wird? Es gibt sprechende Uhren und Schuhe mit Klettverschlüssen. Ist das Erlernen der (analogen) Uhr (nützlich für die Orientierungsfähigkeit) oder das Binden einer Schleife jetzt überflüssig? Die Entscheidung, ob man die Anbahnung forciert oder die Aufgabe verändert, ist nicht immer leicht und der LPF-Lehrer muss flexibel bleiben. Das ist ein Seiltanz zwischen der Anbahnung und einer bewussten Veränderung der Aufgabe. Wann lohnt sich das? Wann lohnt sich das nicht? Wie man sich entscheidet, hängt von den Fähigkeiten des Betroffenen, seinem Alter, seiner Lebenssituation und seinen Wünschen bzw. seinen Zielen ab.

Unabhängig davon – auch wenn der Lernpartner über alle nötigen Voraussetzungen verfügt – kann aufgrund von motorischen Vorlieben eines Betroffenen eine individuelle Anpassung der Methode vonnöten sein. Diese motorischen Vorlieben haben oft mit der Rechts-/Linkshändigkeit zu tun oder auch mit entgegengesetzten Bewegungen, wie z.B. bei der Aufgabe, etwas zu umwickeln „im oder gegen den Uhrzeigersinn“. Vorausgesetzt, dass die abweichende Ausführungsart des Lernpartners keine Nachteile mit sich bringt, ist es für den Lehrer immer ratsam nachzugeben und den Betroffenen bestimmen zu lassen. Dies ist bei der folgenden Übung leicht nachzuvollziehen: Falten Sie die Hände, ohne nachzudenken, so, als ob Sie beten wollten. Wichtig dabei ist, dass die Finger ineinander verschränkt sind und die Daumen sich kreuzen. Jetzt beobachten Sie Ihre Hände. Welche Hand liegt näher zu Ihnen? Welcher Daumen ist oben – der linke oder der rechte? Jetzt stellen Sie sich vor, Ihr Lehrer macht es genau umgekehrt und er beharrt darauf, dass Sie seine Handhaltung übernehmen. Probieren Sie das aus. Wie fühlt sich das für Sie an? Ist es für Sie auch befremdlich? Haben Sie das Gefühl, dass diese Haltung zu Ihnen gehört? Diese Eigenerfahrung macht es einem bewusst, wie wichtig es ist, die motorischen Vorlieben seines Lernpartners zu respektieren.

4.2.6 Lerninszenierungen für die Anbahnung von Voraussetzungen

Sollte letztendlich entschieden werden, die fehlenden Voraussetzungen doch anzubahnen, stellen sich unweigerlich folgende Fragen: Wie können die **Vorübungen** aussehen? Welche Eigenschaften sollen sie haben? Wie kann vermieden werden, dass der Lernpartner sie zwar als nötig, aber doch als uninteressante Trockenübungen erlebt? Welche Lernsituationen könnten inszeniert werden, die einen aktiven Beitrag des Lernpartners unterstützen – sowohl in der Handlungsplanung als auch in der Handlungsausführung? Können Vorübungen so gestaltet werden, dass die Anbahnung der entsprechenden begrifflichen und motorischen Voraussetzungen – wie bei sehenden Kindern – persönlichkeitsfördernd wirkt? Folgende Merkmale gehören zu einer geeigneten persönlichkeitsfördernden Vorübung:

- Eine Vorübung muss für den Betroffenen als eine **sinnliche Erfahrung** erlebt werden. Sie muss für den Moment **sinngebend** sein.
- Sie soll auch **spannend** sein. Daher muss sie in eine Tätigkeit/Aktivität oder Geschichte verpackt sein, die das Interesse des Betroffenen weckt. Der Betroffene soll die Durchführung dieser „Übung" als etwas Erlebenswertes erfahren.
- Die Vorübung sollte durch **indirekte Aufforderungen** entstehen. Das bedeutet, die Lernsituation sollte so inszeniert werden, dass die Vorübung **innerhalb einer sinnvollen Tätigkeit „nebenbei" entsteht**. Man denke an die Lernforschung: Es ist z.B. hirnorganisch ein Unterschied, ob der Betroffene ein Körperteil jemand anderem zuliebe bewegt, weil man ihn dazu direkt aufgefordert hat („Arm hoch oder Arm ausstrecken") oder ob er diese Bewegung im Rahmen einer Tätigkeit, die für ihn von Bedeutung ist, ausführt, nachdem er sie selber geplant hat.

BEISPIEL

Vorübung

Eine LPF-Lehrerin hatte mit einem ca. 12-jährigen geburtsblinden Schüler zu tun, dessen Kopf ständig nach unten hing. Zwei von mehreren Schwerpunkten des LPF-Unterrichts waren: erstens dem Lernpartner die eigene Körperhaltung bewusst zu machen und zweitens eine Stärkung der Rücken- und Nackenmuskulatur zu ermöglichen. Er hatte Freude am Spielen, und von ihm erfuhr die Lehrerin, dass er sehr gerne Gummibärchen aß. Mit dieser Information inszenierte sie die folgende Spielsituation, die sie in den LPF-Unterricht integrierte: Der Schüler lag auf einer Matte in Bauchlage auf die Unterarme gestützt. Direkt vor ihm stand ein großes Backblech mit hohem Rand gefüllt mit Wasser und etlichen Gummibärchen. Der Lernpartner hatte die Aufgabe, seinen Rücken anzuspannen, sich nach unten zu drücken und mit dem Mund die Gummibärchen aus der Form zu fischen. Wichtig dabei war, dass er die Hände nicht einsetzen durfte. Da das Wasser ihn am Atmen hinderte, hob er den Kopf jedes Mal, nachdem er ein Gummibärchen gefunden hatte. Der Lernpartner war begeistert und freute sich über das Angebot. Das Ziel dieser Übung war es, eine spielerische Abwechslung innerhalb des LPF-Unterrichts zu bieten, die gleichzeitig zu einem Bewusstsein der Körperhaltung und einer Stärkung der Rücken- und Nackenmuskulatur führte.

- Vorübungen sollten durch **Abwechslung und Variationen** gekennzeichnet werden, weil das Lernen dadurch gefördert wird. Wie das Tragen von Kontaktlinsen zeigt, wird ein immer wieder über einen längeren Zeitraum hinweg gegebener Sinnesreiz nicht mehr bewusst wahrgenommen bzw. realisiert.
- Es muss während der Ausführung von Vorübungen **zwischen Fremd- und Eigenreizen unterschieden** werden. Fremdreize können gefährlich sein, weil sich deren Auswirkungen manchmal erst viel später zeigen, z.B. wenn jemand beim Schaukeln mit zu viel Schwung und zu hoch hinauf angestoßen wird, kann es zu einer Überreizung des vegetativen Nervensystems kommen, so dass dies eventuell noch über Stunden zu einer Magenverstimmung und/oder zu Gleichgewichtsstörungen führt.
- Dem **Experimentieren**, u.a. mit verschiedenen Körperbewegungen, kommt eine große Bedeutung zu. Dabei sind „Fehler“ durchaus zulässig.
- Vorübungen müssen stets **zielgerichtet** sein. (Wozu gerade diese Vorübung? Was soll sie bringen?) Ohne diese Überlegungen ist die „Vorübung“ eine sinnlose Beschäftigung.

Wie bereits erwähnt, reichen die im LPF-Unterricht angebotenen einzelnen Vorübungen bzw. Anbahnungssituationen nicht aus, um die Basis bei blinden Kindern mit enormen Entwicklungsverzögerungen erheblich zu verbessern. Es ist daher für LPF-Lehrer umso wichtiger, genügend professionelles Selbstbewusstsein und Verantwortungsgefühl zu besitzen, um die Grenzen ihrer Kompetenzen realistisch einschätzen zu können und ggf. danach zu handeln. Unter Umständen müssen andere geeignete Fachkräfte, wie z.B. Ergotherapeuten oder Physiotherapeuten, in den Rehabilitationsprozess mit einbezogen werden. Nur so kann der Lernpartner im Mittelpunkt der Bemühungen bleiben. Das Zusammenführen aller Schritte des Modells der Aufgabenanalyse trägt zu einer effektiven Umsetzung des Rehabilitationsprozesses bei. Eine Vernachlässigung nur einer dieser Schritte kann den Erfolg des Vermittlungsprozesses gefährden.

5 Das Kind mit schwerstmehrfachen Beeinträchtigungen – Aktives Lernen nach Lilli Nielsen

5.1 Begrifflichkeiten

In Deutschland ist die gesetzliche Bezeichnung „Schwerbehinderung" abhängig vom Grad der Behinderung. Diese Bezeichnung, wie auch der Begriff „komplexe Beeinträchtigungen", gibt uns keinen Hinweis auf die Art der Beeinträchtigung. Lediglich weist sie auf eine Gefährdung der Teilhabe am Leben durch die einzelne, länger anhaltende Funktionsbeeinträchtigung, egal ob körperlich, geistig oder seelisch, hin.

Die Bezeichnung „schwerstmehrfache Beeinträchtigung" gilt für eine Anhäufung von Funktionsbeeinträchtigungen, die auf einen hohen Hilfebedarf, um überhaupt leben zu können, schließen lässt. Diese Bezeichnung ist jedoch noch diffuser und ungenauer als bei einer Schwerbehinderung. Sie sagt noch weniger über die komplexe Situation der Betroffenen aus. Kommt es zu einer Häufung verschiedener Beeinträchtigungen, ist dies für den Betroffenen weitaus mehr als die Summe etlicher Behinderungen. Die Konstellation der verschiedenen Beeinträchtigungen ist mit einem komplexen Netzwerk zu vergleichen, dessen einzelne Komponenten einander beeinflussen. Deshalb können viele Faktoren die Lebenssituation der Betroffenen erschweren.

Die Menschen, die zu dem Personenkreis derer mit Schwerstmehrfachbehinderungen gehören, sind sehr verschieden. Ihre Ausgangssituation ist sehr kompliziert. Das Zusammentreffen mehrerer Schädigungen hat gravierende Auswirkungen auf den Unterstützungs- bzw. Hilfebedarf der Betroffenen. Viele haben existentielle Bedürfnisse, weil sie „Schwierigkeiten bei der Atmung, der Nahrungsaufnahme, der Verdauung, Probleme mit dem Wach- und Schlafrhythmus, mit ihren extremen Bewegungs- und Ausdrucksbehinderungen, ihrer Abhängigkeit usw." (Samara 2015, 47) erleben und sich häufig in lebensbedrohlichen Situationen befinden.

Laut Kruse stellt die Arbeit mit Menschen mit komplexen Beeinträchtigungen eine besondere Herausforderung dar. Dafür listet sie aus ihrer langjährigen

Erfahrung als Rehabilitationslehrerin (im Bereich LPF) mit schwerstmehrfach beeinträchtigten Kindern etliche soziale, entwicklungs- und erfahrungsbedingte Faktoren auf, die in der Einschätzung der Lebenssituation des Kindes berücksichtigt werden müssen.

Kommunikation

- Das verbale Kommunizieren ist oft nicht möglich.
- Durch die Sehbeeinträchtigung steht die nonverbale Kommunikation nicht oder nur eingeschränkt zur Verfügung.
- Hilfsmittel für Unterstützte Kommunikation stehen nicht zur Verfügung oder sind noch im Aufbau.
- Man ist darauf angewiesen, individuelle Kommunikationssignale zu erkennen und zu interpretieren (mimische Zeichen, Körperspannung, Hautreaktionen – z.B. rote Wangen bei Konzentration/Interesse etc.).
- Eventuell müssen neue Kommunikationsformen erlernt werden (körpernahe Gebärden, nicht standardisierte Signale, Blicktafeln, elektronische Hilfsmittel).

Entwicklung

- Eine detaillierte Beobachtung des Verhaltens lässt Rückschlüsse auf Interessen und Erfahrungen zu.
- Viele Verhaltensweisen lassen sich nur mit einem breiten Wissen über die menschliche Entwicklung erkennen und erklären (z.B. ist das Werfen von Gegenständen zum einen eine wichtige Entwicklungsstufe und zum anderen nötig zur Erfassung des Raumes bei Sehbeeinträchtigung).
- Es erfordert Wissen und Kreativität, um auch bei schweren motorischen Beeinträchtigungen eine förderliche Lernumgebung bzw. Lernsituationen zu gestalten.

Traumatisierung

- Nicht selten bestehen Traumatisierungen, z.B. durch Klinikaufenthalte mit schmerzhaften operativen Eingriffen.
- Ältere Menschen mit komplexen Beeinträchtigungen leben oft schon Jahrzehnte in Institutionen, die besonders in früheren Jahren nicht auf Förderung und Lebensqualität, sondern ausschließlich auf körperliche Versorgung ausgerichtet waren. Oft sind gravierende Traumata (Hospitalismus) zu beobachten.
- Selbstverletzendes Verhalten ist eine besondere Herausforderung. Die Sichtweise von Lilli Nielsen („unvariiertes Verhalten") und ihre Ausführungen dazu

helfen, die Auslöser zu verstehen und evtl. neue Akzente zu setzen. Oft ist es hilfreich, mit Trauma-Therapeuten zusammenzuarbeiten.

Selbstverletzendes Verhalten

- Eine Dämpfung der Eigenwahrnehmung kann durch die Einnahme von Medikamenten entstehen. Bei dem Versuch, sich selbst wahrzunehmen, werden teilweise sehr starke Reize gesetzt, was zu einem selbstverletzenden Verhalten führen kann.
- Schmerzen, die nicht erkannt und dementsprechend nicht behandelt werden, können zu selbstverletzenden Verhaltensweisen führen, da die Betroffenen sich ihrer Umgebung nicht verständlich mitteilen können.

Einschätzung des Gegenübers

- Das äußere Erscheinungsbild unseres Gegenübers kann zu einer voreiligen Einschätzung dieses Menschen führen. Es ist daher wichtig, unser Gegenüber genauer zu beobachten, um Hinweise auf seine Interessen und sein kognitives Niveau zu bekommen.
- Erfahrungsgemäß werden Menschen mit komplexen Behinderungen häufig pauschal als geistig stark beeinträchtigt wahrgenommen. Dass ein Mensch, dessen Kommunikationsmöglichkeiten stark eingeschränkt sind, dennoch zu hohen Denkleistungen fähig ist, hat z.B. Steven Hawking deutlich gezeigt (Kruse 2018, unveröffentlichtes Manuskript).

5.2 Rahmenrichtlinien der LPF-Vermittlung bei Menschen mit schwerstmehrfachen Beeinträchtigungen

Menschen, die andersartige Bedürfnisse und Reaktionen widerspiegeln, als wir es normalerweise gewohnt sind, können Ängste und Unsicherheit in uns erzeugen. Die eigene Unwissenheit und ein Gefühl der Hilflosigkeit können dazu führen, den Umgang mit solchen Menschen gänzlich vermeiden zu wollen. Es gibt etliche verschiedene pädagogische und therapeutische Richtungen in der Arbeit mit Menschen mit einer Schwerstmehrfachbehinderung, die das Wohlergehen der Individuen im Blick haben. Erst als Nielsens pädagogischer und philosophischer Ansatz „Aktives Lernen“ durch Fachkräfte aus Skandinavien verbreitet wurde, hofften viele Menschen darauf, endlich einen Zugang zu einzelnen Individuen mit Schwerstmehrfachbehinderung finden zu können. Dieser Ansatz nimmt im Vergleich zu den anderen pädagogischen und therapeutischen Richtungen eine Sonderstellung ein, weil er Wege zur Schaffung einer Umgebung aufzeigen kann, die für den Betroffenen eine weitgehend selbständige Entwicklung ermöglicht. Priorität hat die Überlegung, wie sich ein Mensch mit einer schwerstmehrfachen Beeinträchtigung als handelndes Wesen erleben kann (Adam 1987; Hergert/Hofer 2011). Nielsens Veröffentlichungen haben den Fachkräften ein fundiertes Wissen vermittelt und ihnen ein Werkzeug zur genaueren Beobachtung an die Hand gegeben, womit förderliche Lernumgebungen für die Betroffenen gestaltet werden können.

Jemand, der sich nicht auf üblichen Wegen seiner Umgebung gegenüber verständlich machen kann, wie es z.B. bei Menschen mit dem „Locked-in-Syndrom" der Fall ist, hat Schwierigkeiten, sich die Welt zu erschließen. Ein Locked-in-Syndrom bezeichnet einen Zustand, in dem ein Mensch zwar bei Bewusstsein, jedoch körperlich fast vollständig gelähmt und unfähig ist, sich sprachlich oder durch Bewegungen verständlich zu machen. Er ist ständig auf Hilfe angewiesen. Dies kann zu Isolation führen und die Selbstverwirklichung verhindern. Das Leben der Betroffenen besteht oft aus beinahe endlosem Warten auf die Zuwendung anderer. Die Komplexität dieser Ausgangslage erfordert außergewöhnliche Rahmenrichtlinien für eine LPF-Vermittlung bei einem Menschen mit Schwerstmehrfachbehinderung. Die Aussage: „*Wie* wir etwas lernen, ist auch ein Teil von dem, was wir über uns lernen" ist auch der Leitgedanke des Aktiven Lernens. Aus diesem Grund hat Nielsen die Umgebung des Kindes so verändert, dass die Blindheit so wenig wie möglich die Entwicklung des Kindes beeinträchtigt. Stattdessen soll die andersartige Wahrnehmung des Betroffenen erkannt und respektiert werden, indem andere Sinneseindrücke (besonders selbst erzeugte akustische und vibratorische Reize) das blinde Kind so neugierig machen, dass es selbst die Initiative ergreift und aktiv wird. Die Aktivitäten des Lehrers beziehen sich auf die Gestaltung der Umwelt/Lernsituation, so dass die Eigenaktivität des Kindes angeregt wird. Die Effektivität einer LPF-Vermittlung für diesen Personenkreis hängt von folgenden Bedingungen ab:

1. Der Pädagoge bzw. die Bezugsperson muss ein unbedingtes **Vertrauen in die Entwicklungsmöglichkeiten** des Individuums haben. Sollte die eingesetzte Lernsituation für ein bestimmtes Kind nicht zu beabsichtigten Ergebnissen führen, spornt dieses Vertrauen den Pädagogen an, seine eigene Methode bzw. die ausgedachte Lernsituation statt der Fähigkeiten des Kindes zu hinterfragen. Nielsen betonte: Wir sollten in dem Kind mit einer Behinderung ein Individuum sehen, das genauso begierig ist zu lernen wie das Kind ohne Behinderung.

   Wir dürfen allerdings nicht mit großen Erwartungen an sein Lernvermögen herangehen. Stattdessen soll der Pädagoge eine Sensibilität für die tatsächlichen Reaktionen des Kindes entwickeln. Bei manchen Kindern, besonders bei denjenigen mit Abbauerkrankungen wie Neuronale Ceriod-Lipfuszinose (NCL), kann das Lernziel sein, die vorhandenen Fähigkeiten noch so lange wie möglich zu erhalten.

2. Das Kind muss akzeptiert werden, so wie es ist. Es braucht das Gefühl, **ernstgenommen** und **respektiert** zu werden. Das Kind ist als vollwertiger Mensch anzusehen, der versteht, was man sagt und der ein Anrecht darauf hat, zu erfahren, was mit ihm und um ihn herum geschieht. Als Nielsen gefragt wurde, ob sie wirklich glaubte, das Kind könne das, was ihm gesagt wird, verstehen, antwortete sie nach einer kurzen Denkpause: „Sicher kann ich nicht sein, aber eines weiß ich genau: Wenn ich nicht mit ihm spreche, hat es keine Chance, irgendetwas zu verstehen!"
3. Die Zielsetzung und die Lernangebote sind **daran orientiert, was das Kind kann**. Die Lernziele werden an seine Fähigkeiten angepasst. Die Ressourcen des Kindes müssen bewusst wahrgenommen werden statt nur seine Schwächen oder Defizite. Das kann bedeuten, dass die Stärken des Kindes genauestens aufgeführt werden müssen, wie z.B. der Abschnitt über die Mundmotorik in Nielsens Fragebogen zum Ist-Stand zeigt (Nielsen/Petersen 1988):

- Das Kind gebraucht Saugbewegungen.
- Das Kind vollführt „Schmatzbewegungen".
- Das Kind benutzt die Funktion des Beißens.
- Atmen geschieht nur durch den Mund.
- Das Kind spritzt Flüssigkeiten aus dem Mund.
- Das Kind experimentiert mit Spritzen, Zischen, Husten, Mit-der-Zunge-Schnalzen.
- Das Kind kann etwas mit seiner Zunge aus dem Mund herausschieben.
- Das Kind kann ausspucken.
- Das Kind kann seine Zunge von einer Seite des Mundes zur anderen bewegen.
- Das Kind kann sich die Lippen lecken.
- Das Kind kann seine Lippen schließen.
- Das Kind gebraucht seinen Mund, seine Zunge, seine Zähne, um Gegenstände zu untersuchen.
- Das Kind kann Küsschen geben.
- Das Kind kann pusten.
- Das Kind kann in einen Strohhalm pusten.
- Das Kind saugt durch einen Strohhalm.

Die Reaktion einer Mutter, die gerade den Fragebogen zusammen mit Pädagogen aus dem Bereich der Kinder mit Schwerstmehrfachbehinderung (Refnaeskolen, Kalundborg Dänemark) ausgefüllt hatte, lässt erkennen, wie ungewöhnlich diese Fragen für sie waren. Sie brach in Tränen aus, als sie zugab: „Das war das erste Mal, dass ich überhaupt etwas Positives über mein Kind sagen konnte."

4. Die Lernumgebung und die Lernsituation müssen dem Betroffenen eine gewisse **Vertrautheit vermitteln**, so dass er eher bereit ist, sich auf etwas Neues einzulassen. Sollte der LPF-Lehrer nicht mit dem Lernpartner vertraut sein, ist es sinnvoll, die Bezugsperson in die Lernsituation mit einzubeziehen. Diese enge Zusammenarbeit mit der Bezugsperson bringt weitere Vorteile:
   - Es ist wichtig, die Reaktionen des Lernpartners auf eine für ihn neue Lernsituation zu erkennen und auszuwerten. Da die Reaktionen eines Menschen mit einer Schwerstmehrfachbehinderung aus einer reduzierten emotionalen Körpersprache entstehen, sind sie schwer zu erkennen und können oftmals nur von der Bezugsperson wahrgenommen und interpretiert werden (Samara 2015). Darüber hinaus hat es sich bewährt, die LPF-Unterrichtsstunden und -spielsituationen auf Video aufzunehmen. Dies bietet die Möglichkeit, kaum wahrzunehmende Reaktionen des Lernpartners genauer und wiederholt zu studieren.
   - Außerdem hat die Bezugsperson öfter mit dem Betroffenen zu tun und hat deshalb mehr Einfluss auf ihn und die Gestaltung seines Umfeldes. Es ist von großer Bedeutung, dass die Bezugsperson die Methoden und Lernsituationen, die sich mit diesem Lernpartner während des LPF-Unterrichts bewährt haben, kennenlernt, um sie in den Alltag des Lernpartners zu integrieren.
5. Es ist ein langwieriger Lernprozess. Das Lerntempo wird vom Kind bestimmt. Das Kind mit einer schwerstsmehrfachen Beeinträchtigung braucht **mehr Zeit für jede Entwicklungsphase** als andere Kinder. Besonders viel Zeit wird benötigt, um Eindrücke zu verarbeiten (Nielsen 1983). Die Bezugsperson/der Pädagoge muss erkennen können, wie das Kind mit seinen Sinneseindrücken umgeht; denn genau in dieser Phase ist es nicht ansprechbar. Möglichst viele Wahrnehmungsebenen bzw. Sinnesorgane sollen in der Lernsituation angesprochen werden. Das Kombinieren der Sinneseindrücke von verschiedenen sensorischen Modalitäten ist die Voraussetzung für das Kennenlernen von Gegenständen, für ihr Wiedererkennen, und damit für die Befähigung zu vergleichen und zu verallgemeinern. Das Kind benötigt **viele Wiederholungen** und möglichst **viele Varianten von Angeboten und Spielmaterialien** bzw. Alltagsgegenständen zum Hantieren entsprechend seinem momentanen Entwicklungsstand. Zum Beispiel wird Nielsens „Kleiner Raum", der für die Orientierung und Begriffsbildung von Kindern mit Schwerstmehrfachbehinderung entwickelt wurde, mit 20 bis 30 Gegenständen bestückt, um dem Kind etliche Vergleichsmöglichkeiten anzubieten (Kap. 5.4.2). Die Motivation und die

Eigenaktivität des Kindes werden dadurch aufrechterhalten und gleichzeitig gewinnt es an Vertrauen in die eigene Handlungsfähigkeit.

6. Das Kind mit einer schwerstmehrfachen Beeinträchtigung benötigt **eindeutige und starke Reize**, um sie wahrzunehmen. Je niedriger der Grad des Aufnahmevermögens, desto mehr sollen die Stimuli, die aufgenommen werden können, verstärkt werden. Das Kind sollte im wachen Zustand keinesfalls auf eine Matratze bzw. einen gepolsterten Stuhl gelegt oder gesetzt werden; denn die vom Kind selbsterzeugten Geräusche werden von den weichen Materialien geschluckt, bzw. gedämpft und können somit von ihm nicht bewusst wahrgenommen werden.
7. Das Kind mit einer Sehbeeinträchtigung muss zuerst lernen, dass sein Körper und die Umwelt existieren. Die Lernsituation muss so gestaltet sein, dass **Neugierde und Experimentierfreude** in dem Kind geweckt werden. Seine Motivation, sich zu bewegen und die Umwelt zu erforschen, soll angesprochen werden. Es wird sich erst entwickeln, wenn es begriffen hat, dass es selbst ein Auslöser von Handlungen ist. Dies fördert die Entwicklung seiner Ich-Identität.
   Heidemarie Adam, Professorin der „Geistigbehindertenpädagogik", weist auf den Einsatz der Resonanzplatte hin, mit deren Hilfe das Kind durch selbst erzeugte Geräusche und Schwingungen lernt, die Umwelt aktiv zu erobern und zu erkunden (Kap. 5.4.1). Nielsen legte das Kind bäuchlings auf die Resonanzplatte.

   „Jedes Geräusch, welches das Kind erzeugt, wird auf diese Platte übertragen und dadurch deutlich hervorgehoben und ist besser wahrnehmbar. Mit der Zeit wird das Kind auch begreifen, dass die Geräusche, die es hört, selbst erzeugte Geräusche sind."

   Um den Lernprozess anzuregen, kann ein Gegenstand bzw. passendes Material unter den Kopf des Kindes gelegt werden, das bei jeder Kopfbewegung ein andersartiges Geräusch erzeugt. Dadurch wird das Kind motiviert, den Kopf zu bewegen und anzuheben. Durch immer wieder andere Materialien unter dem Kopf wird das Kind dazu animiert, unterschiedliche Geräusche zu erzeugen (Adam 1987, 15).
8. **Genaueste Beobachtungen** des Kindes vor und während des Spielens sind notwendig, um **seine Bewegungen, seine Vorlieben und seine Problemlösungsstrategien** festzustellen. Die Spielsituation sollte immer auch Materialien beinhalten, die eine Weiterentwicklung ermöglichen. Ein Kind, das z.B. noch nicht entdeckt hat, dass es Gegenstände gibt, die sich zerlegen lassen, dies aber zufällig durch Objekte erlebt, die beim Anfassen quasi von allein ausei-

nanderfallen oder durch ein Objekt, dessen Deckel sich beim Bewegen selbst löst, wird neugierig darauf, Neues zu erproben.

9. Nach Möglichkeit sollte der Pädagoge die Gelegenheit zur **Imitation von Bewegungsmustern** geben, indem er Spiele und andere Aktivitäten mit dem Kind gemeinsam durchführt. Er fängt an, neben dem Kind zu spielen, und versucht, ihm damit zu zeigen, dass er selbst gern spielt. Nielsen betonte die Wichtigkeit, entweder verschiedene Spiele einzusetzen oder dasselbe Spiel mit unterschiedlichen Gegenständen zu verwenden, da z.B. ein 12 Monate altes Kind noch nicht sehr lange mit einem einzigen Spielzeug spielt. Weiterhin wollte sie verhindern, dass sich das Kind nur für eine einzige Sache interessiert und dies eventuell zu einem „unvariierten" (stereotypen) Verhalten führen könnte.
   Das Spielangebot darf nicht in Druck ausarten: Es **soll keinen Aufforderungscharakter** haben. Nielsen begründete dies damit, dass das emotionale Entwicklungsniveau der meisten Kinder, mit denen sie zu tun hatte, unterhalb dem eines Zweijährigen lag. Kinder in dem Alter werden nur wenigen Anforderungen ausgesetzt. Und sollte eine Anforderung an das Kind gerichtet werden, ging sie davon aus, dass es vom Erwachsenen unterstützt wird.
10. Je mehr ein Kind sich bewegt, desto mehr wird die **Entwicklung der Kommunikationsfähigkeiten** (das Lautieren) unterstützt. Um die Kommunikation des Kindes anzubahnen, ist es wichtig, dass die Bezugsperson/der Pädagoge gezielt seine Sprache einsetzt, um Handlungen, die mit dem Kind ausgeführt werden, gleichzeitig zu verbalisieren. Auch sollten die Handlungen des Kindes kommentiert werden, allerdings erst nach der Durchführung, um seine Konzentration nicht zu stören. Das Kind hat dadurch größere Chancen, das gerade Erlebte mit Worten in Verbindung zu bringen. Dabei soll der Tonfall grundsätzlich Wohlwollen ausdrücken.
11. Das Zusammentreffen mehrerer Schädigungen macht die Situation von Menschen mit schwerstmehrfachen Beeinträchtigungen sehr komplex. Es ist daher notwendig, die **Unterstützung und Hilfe vieler Experten aus unterschiedlichen Fachgebieten** zu bekommen (Samara 2015). Wie diese Zusammenarbeit innerhalb des Unterstützungssystems erfolgt, muss koordiniert werden. Sollten die vielen Experten nebeneinander arbeiten und alle den Anspruch haben, die einzelnen Aspekte der Schwerstmehrfachbeeinträchtigung zu behandeln, bedeutet das, dass der Betroffene mit einer großen Zahl unterschiedlicher, ihm unbekannter Personen konfrontiert wird. Seinem Bedürfnis nach Vertrautheit und Geborgenheit kann man dadurch nur schwer nachkommen. Zugleich kann eine solche Vorgehensweise dazu führen, dass die komplexe, ineinander verflochtene Struktur der Lebenssituation des Betroffenen übersehen wird.

Dagegen kann zum Wohl des Betroffenen ein **ganzheitlicher Ansatz in Form eines transdisziplinären Teammodells** erreicht werden. In einem solchen Team arbeiten die Eltern und alle Therapeuten, Pädagogen, Fachkräfte usw., die mit dem Kind zu tun haben, auf einer gleichberechtigten Basis zusammen (nach dem transdisziplinären Ansatz). Das Team erstellt eine gemeinsame umfassende Diagnose und einen Förderplan, wobei nur wenige Teammitglieder direkt die Durchführung des Plans übernehmen. Die Gesamtverantwortung für die gemeinsam gewählte Förderung wird von allen Teammitgliedern getragen. Dies ist nur möglich, wenn Informationen und praktische Fähigkeiten und Fertigkeiten über die Grenzen verschiedener Fachgebiete hinaus ausgetauscht und begleitet werden. Diese Form der Zusammenarbeit macht es möglich, Therapie als unterstützendes Element in den Tagesablauf eines Menschen mit Beeinträchtigungen zu integrieren und sie nicht zum Zentrum des Lebens dieses Menschen zu machen (Linder 1993 a und b).

5.3 Fallbeispiele aus dem Bereich des Aktiven Lernens

Der Ansatz des Aktiven Lernens beruht grundsätzlich auf drei Prinzipien für die Gestaltung einer Lernsituation:

1. Sie wird auf dem aufgebaut, was der Lernpartner kann.
2. Sie soll die Neugier des Lernpartners wecken.
3. Sie soll die Aktivität des Lernpartners fördern, so dass er die Initiative selbst ergreift.

5.3.1 Thomas bei der Aufgabe, die Hände zur Körpermittellinie zusammen zu bringen

Stellen wir uns ein schwerstmehrfachbeeinträchtigtes Kind im Alter von etwa 10 Jahren vor, das auf dem Rücken liegt, die Hände seitlich auf Schulterhöhe nach außen gefaustet. Das Kind kann seinen Kopf von einer Seite zur anderen bewegen. Das Ziel der Lernsituation heißt: Das Kind soll die Hände zur Körpermittellinie zusammenbringen. Was müssen wir tun? Was kann das Kind? Diese Fragen sind wichtig, weil die Antworten darauf bestimmen, welche Elemente in die Lernsituation eingebaut werden müssen. Die Fähigkeiten, die es jetzt schon besitzt, könnten eingesetzt werden, um seine Neugier zu wecken und um aktiv zu werden.

Zu der Liste der Fähigkeiten können wir alle Sinnesmodalitäten aufführen, auch wenn wir nicht mit Sicherheit wissen, ob das Kind sehen, hören, riechen, schmecken oder tasten kann. Solange diese Information ungewiss ist, wird es in der Liste als Möglichkeit aufgeführt. Was kann es noch? Wir müssen uns die Fähigkeiten, die uns so selbstverständlich zu sein scheinen, ins Bewusstsein bringen und sie eigentlich noch weiter auf minutiöse Weise analysieren, wie in dem Beispiel des Fragebogens von Nielsen/Petersen.

- Es kann auf dem Rücken liegen.
- Es kann die Arme anwinkeln.
- Es kann den Kopf hin- und herbewegen.
- Es kann lautieren, weinen bzw. Geräusche mit dem Mund machen.
- Es kann unwillkürliche Bewegungen mit den Armen und Beinen machen.
- Es kann zwinkern.
- Es kann schlucken.
- Es kann atmen.
- Es kann verdauen.
- Eventuell kann es Kälte und/oder Wärme empfinden.

Hätten wir mehr Informationen über das Kind, könnten wir die Liste noch fortführen.

Welche Lernsituation hat Nielsen auf der Grundlage dieser Informationen für das Kind Thomas ausgewählt?

Das Kind wurde auf eine Resonanzplatte gelegt. Das ist eine Sperrholzplatte auf einem Holzleistenrahmen. Die Platte befindet sich durch diesen Rahmen 2 cm über dem Fußboden. Dadurch wirkt sie wärmeisolierend. Sie ist flexibel und bietet so einen eindeutigen Reiz für denjenigen, der darauf sitzt oder liegt. Jede selbsterzeugte Bewegung produziert Geräusche und Vibrationen, die sich in alle Körperteile ausbreiten und daher länger und verstärkt wahrgenommen werden. Dies animiert zu weiteren Bewegungen (Nielsen 1983). Über den Kopf des Kindes wurde ein Eimer aus Metall gehängt, der mit interessanten herabhängenden Gegenständen bestückt wurde, die sich in Form, Farbe und Oberflächenbeschaffenheit deutlich unterschieden.

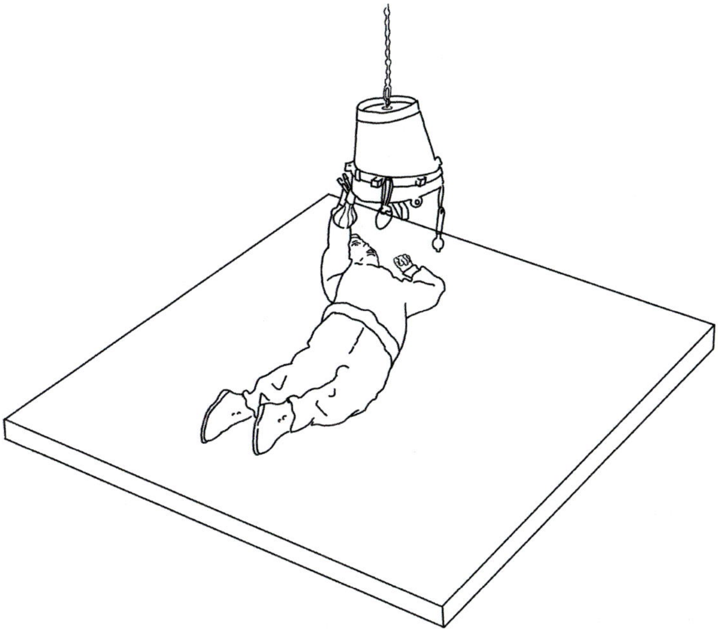

Abb. 25: Falldarstellung Thomas (Þorsteinnsson 2019)

Bei der Ausführung von unwillkürlichen Bewegungen berührte das Kind zufällig einige der herabhängenden Gegenstände. Als das Kind seinen Kopf seitlich hin- und herdrehte und gleichzeitig atmete, schmatzte oder Stimmgeräusche erzeugte, änderte sich die Akustik über seinem Kopf. Die Geräusche verursachten ein Echo aus dem Inneren des Metalleimers. Diese veränderte Akustik und die zufälligen taktilen Berührungen der Spielmaterialien drangen ins Bewusstsein des Kindes und regten seine Neugierde so an, dass mit der Zeit die unwillkürlichen Bewegungen seiner Arme in zielgerichtete willkürliche Bewegungen umgewandelt wurden (Nielsen 1983, 40ff).

5.3.2 Martin bei der Aufgabe, sein Interesse für sich und seine Umwelt zu wecken

Martin war Anfang 50. Seit seinem 4. bzw. 5. Lebensjahr wohnte er in einer Einrichtung für Menschen mit mehrfachen Behinderungen. Er hatte eine geistige Beeinträchtigung und zeigte als Kind ausgeprägte selbstverletzende Verhaltensweisen, die zu einer vollständigen Erblindung führten. Die Mitarbeiter der Einrichtung waren damals mit Martins Verhalten überfordert und fixierten ihn daher jahrelang auf einem Rollstuhl. Das Ergebnis war Folgendes: Als Erwachsener musste Martin zwar nicht mehr fixiert werden, aber sein Gangbild war sehr instabil und von ihm kam – außer beim Essen – kein Zeichen von eigenem Willen. Er fiel durch ein praktisch dauerhaft passives Verhalten auf. Seine Bewegungen waren roboterhaft. Ein Rehabilitationslehrer sollte schließlich versuchen, Martins Interesse für sich und seine Umwelt zu wecken.

Seine Ressourcen beinhalteten eine normale Hörfähigkeit, er aß gern, er konnte seine Hände einsetzen, um mit Gegenständen zu hantieren und er zeigte kein aggressives Verhalten.

Der Rehabilitationslehrer kannte Martin nicht. Deshalb wurde vereinbart, dass seine Bezugsperson in jede Unterrichtssituation miteinbezogen werden sollte. Da Martins Reaktionen sehr verzögert und kaum wahrnehmbar waren, wurde außerdem jede Lerneinheit auf Video aufgenommen, um die Vor- und Nachbereitung der Förderstunden zu unterstützen.

Inszenierung der Lernsituation

Die Unterrichtsstunden der ersten Wochen wurden im Esszimmer der Wohngruppe an einem langen, rechteckigen Holztisch durchgeführt. Martin saß auf einem Stuhl an einem Ende des Esstisches. Links und rechts von ihm befanden sich die Bezugsperson und der Rehabilitationslehrer (das Förderteam) an den Längsseiten des Tisches. Sie saßen in Reichweite von Martin – aber doch nicht zu nah, weil sie ihn nicht bedrängen wollten. Das Förderteam fing an, miteinander eine Art von Rollball zu spielen. Verschiedene kleine Gegenstände wurden zwischen ihnen hin- und her gerollt und aufgefangen. Wichtig dabei war, dass nur Gegenstände eingesetzt wurden, die interessante, unterschiedliche Geräusche beim Rollen erzeugten. Ziel war es, eine lockere, freudige – ja sogar eine begeisterte – Atmosphäre zu schaffen, die an Spannung zunahm, als die Zahl der gerollten Gegenstände und deren Geschwindigkeit variierten. Wichtig bei dieser Inszenierung war es, die Freude des Spiels zum Ausdruck zu bringen. Martin wurde nicht in das Spiel miteinbezogen. Er bekam keine Aufgaben, sondern musste es lediglich aushalten, im selben Raum mit dem Förderteam zu sein. Diese Szene wiederholte sich über mehrere Wochen, während die Videoaufnahmen Martins Reaktionen auf das Spiel aufzeichneten. Allmählich gab es die ersten Anzeichen dafür, dass Martins Interesse geweckt und er zunehmend wachsamer wurde. Bestimmte akustische Reize, wie z.B. das laute Vorbeirollen einer Walnuss, erregten seine Aufmerksamkeit besonders. Es konnte beobachtet werden, wie er plötzlich die Luft anhielt, wie er anscheinend das Geräusch ortete und es verfolgte und wie sich einmal, als die Walnuss direkt vor ihm war, sein Arm in diese Richtung bewegte. Dies waren die ersten Anzeichen dafür, dass er in das Spiel mit einbezogen werden wollte.

Das Einbinden in der Spielsituation

Ab dann wurde das Spiel leicht verändert, indem eine vorbeirollende Walnuss „zufällig" ab und zu in seinen Schoß fiel. Das Förderteam hielt es für wichtig, seine Interpretationen der Videoaufzeichnungen zu überprüfen, bevor es Martin ganz bewusst in das Spiel einbezog. Erst nachdem sich die Vermutungen durch Martins Reaktionen bestätigt hatten, wurde Martin vorsichtig und schrittweise in das Spiel einbezogen. Als Erstes beschäftigte er sich eine Zeit lang damit, die auf ihn zurollenden Gegenstände (hauptsächlich Walnüsse) aufzufangen. Danach befasste er sich mit dem Wegrollen dieser Gegenstände. Er wurde im Spiel direkt angesprochen, aber nicht lehrerhaft mit „du sollst jetzt…" sondern so: „Es macht so viel Spaß, probiere mal, mach mit!" Das Spiel wurde zeitweilig in ein Mannschaftsspiel umgewandelt. Die lustvolle Geben-und-Nehmen-Spielatmosphäre musste als Ermunterung aufrechterhalten werden, um Martin bewusst zu machen, dass auch er ein Recht darauf hat, seine Bedürfnisse wahrzunehmen und diesen nachzukommen. Er durfte dadurch erleben, wie seine intrinsische Motivation belohnt wurde.

Ausweitung seiner Aktivitäten auf andere motorische Handlungen

Nachdem Martins Passivität im Rahmen des Spiels durchbrochen worden war, konnte die LPF-Vermittlung in andere Bereiche ausgedehnt werden. Es wurde überlegt, welche Interessen und Vorlieben er hatte. Das Essen war ihm besonders wichtig, und er hörte gern Radiomusik. Bisher wurde ihm zum Essen alles zurechtgelegt (Brote geschmiert und belegt, Essen kleingeschnitten usw.), und dann aß er die Speisen mit den Händen bzw. mit dem Löffel. Das Ziel, diesem 50-jährigen Mann den „richtigen" Umgang mit Besteck vermitteln zu wollen, wurde als unrealistisch und als Überforderung für ihn eingeschätzt. Was konnte ihn aber zu Aktivitäten in Esssituationen verlocken? Seine Vorliebe für Kekse war der Schlüssel dazu. Statt wie üblich Martin ein paar Kekse auf den Teller zu geben, wurde ihm eine halb geöffnete Portionspackung mit Keksen ohne Anweisung hingelegt. Als Martin durch Ertasten und Riechen entdeckte, dass die Packung seine ersehnten Kekse enthielt, öffnete er sie weiter, um das Gebäck herauszunehmen. Das gleiche Prinzip wurde in Bezug auf das Radio angewendet. Martin musste nun nicht mehr auf seine Bezugsperson warten, um das Radio zu bedienen, weil ein Powerlink mit externer Taste angeschafft worden war, die er bedienen konnte. Damit war es ihm möglich, seine Musik selbst ein- und auszuschalten, wann immer er es wollte. Weitere LPF-Unterrichtsstunden folgten mit dem Ziel, Martins Teilnahme und seine Aktivitäten in einigen schon vorhandenen Alltagsverrichtungen zu erhöhen. Zum Beispiel wurden die bis dahin fremdbestimmten Pflegehandlungen beim An- und Ausziehen und beim Duschen arbeitsteilig gestaltet, so dass Martin die Möglichkeit bekam, einzelne Teilschritte selbstverantwortlich auszuführen.

5.3.3 Pina bei der Aufgabe, die Hände zum Mund zu bringen

Pina war ein vollblindes, immer lächelndes, freundliches Kind, dessen Spastizität in den Armen so extrem war, dass die Krankengymnastin der Refnaeskolen behauptete, sie würde die Hände nie zum Mund bringen können. Als Nielsen davon erfuhr, wurde Pinas Situation für sie zu einer persönlichen Herausforderung. Sie ging davon aus, dass Pinas Mundmotorik unterstimuliert war, weil sie ihre Finger oder Spielzeug nicht wie andere Kinder in den Mund stecken konnte. Nielsen fing an, für das Kind besondere Lollis aus leckeren Zutaten wie karamellisiertem Zucker, geraspelter Kokosnuss, Cornflakes usw. herzustellen. Dabei sollten die Lollis eine interessante taktile Oberfläche haben, die ungewöhnlich wirkte und die die Zunge dazu anregte, auf Entdeckungsreisen zu gehen.

An jedem Schultag bekam Pina zum 2. Frühstück den Lolli bei Tisch angeboten. Die Lehrerin hielt Pina den Lolli so hin, dass sie den Kontakt mit der Zunge herstellen konnte. Gleichzeitig wurde dem Kind ein weiterer Lolli mit einem Bündelgreifer (Kap. 5.4.3) an der Hand befestigt, so dass der Lolli beim unwillkürlichen Öffnen der Hand nicht herunterfallen konnte. Pina konnte mit dem angeschnallten Lolli zunächst noch nichts anfangen. Sie sollte sich jedoch bereits daran gewöhnen. Während dieser Zeit waren interessante und vielfältige Bewegungen im Mundbereich zu beobachten. Pina genoss ihre besonderen Süßigkeiten sichtlich, und jeden Tag gegen 10:00 Uhr wartete sie auf einen neuen Lolli.

Eines Tages kam Nielsen zu der „Lolli-Aktion" dazu. Die Leckerei wurde zwar an Pinas Hand befestigt, aber es gab keinen „Extra-Lolli", der ihr hingehalten wurde. Nielsen teilte ihr mit: „Du, Pina, hör' mal zu. Heute habe ich ein Problem. Ich habe meine Kamera mitgebracht, weil ich Bilder von dir machen möchte. Ich kann dir deinen Lolli nicht geben, weil meine Hände nicht frei sind." Da das Kind weiterhin Freude und Erwartung ausstrahlte, war es Nielsen klar, dass Pina noch nicht begriffen hatte, dass es an dem Tag keinen hingehaltenen Lolli zum Ablecken geben würde. Nielsen wartete ab und erklärte Pina die Situation mehrmals, bis es dem Kind bewusst wurde, dass es sich selbst helfen musste. Nielsen beobachtete, wie Pina sich sehr konzentriert mit verschiedenen Strategien auseinandersetze, bis sie endlich eine Lösung für sich gefunden hatte. Zu der Zeit war Pina noch nicht in der Lage gewesen, ihren Arm in Richtung Mund zu bewegen. Deshalb musste sie einen anderen Weg finden. Mit Mühe drehte sie ihren Oberkörper in die entgegengesetzte Richtung, weg von der Lolli haltenden Hand. Nun konnte sie den Ellenbogen des Armes mit der „Lollihand" auf den Tisch stützen. Danach beugte sie ihren Oberkörper wieder zum Tisch hin, und drehte den Kopf zu dem Lolli, um daran zu lecken.

Inzwischen ist Pina bei der Arbeitseinteilung bei Tisch so weit, dass sie das Essen, das für sie auf eine Gabel gespießt wurde, selbst in den Mund stecken kann. Und sie kann, wie Abbildung 26 zeigt, die Hände jetzt zur Mittellinie bringen.

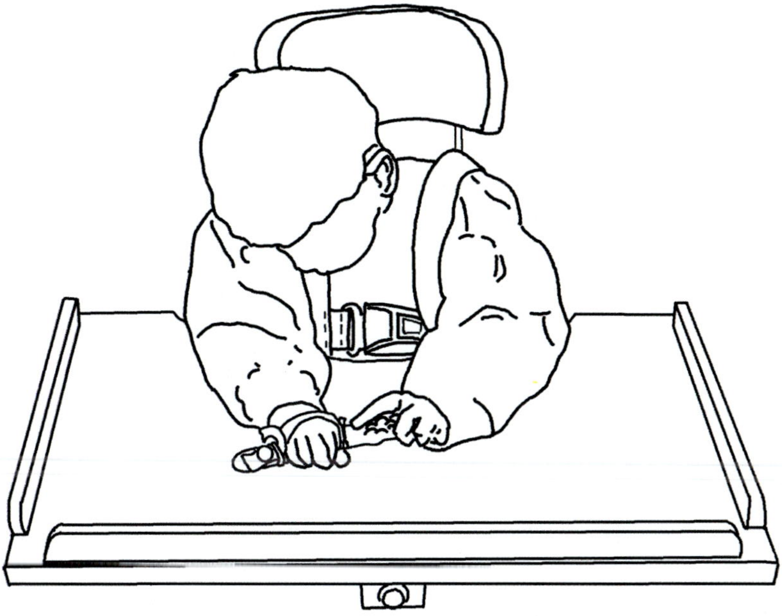

Abb. 26: Pina mit Lolli (Þorsteinnsson 2019)

5.3.4 Henri bei der Aufgabe, sich aufrecht hinzustellen

Henri war ein 10-jähriges vollblindes Kind mit einer Schwerstmehrfachbehinderung. Er war in der Lage zu sitzen und zu krabbeln. Allerdings konnte er sich noch nicht aufrecht hinstellen, um damit auch sein eigenes Gewicht zu tragen. Das Lernziel war, Henri zum Stehen zu motivieren, ohne von jemand anderem dazu aufgefordert werden zu müssen. Henri war ausgesprochen taktil orientiert und tastete mit großer Ausdauer Materialien mit unterschiedlichen interessanten Oberflächenbeschaffenheiten ab. In seiner Schulklasse saß Henri auf einem Essef-Brett (Abb. 27).

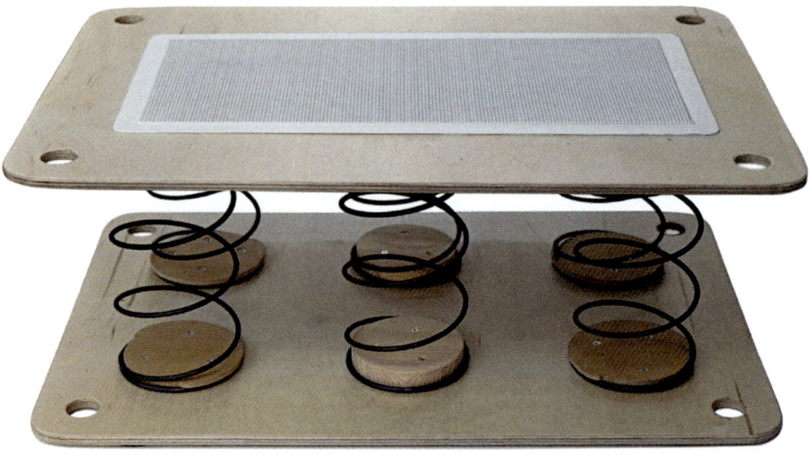

Abb. 27: Das Essef-Brett/Federbrett (Beyer 2019)

Das Essef-Brett besteht aus zwei Sperrholzbrettern, die mit vier relativ festen Metallfedern verbunden sind. Es kann unterschiedlich eingesetzt werden. Beim Sitzen fördert es das Gleichgewicht. In Henris Klassenzimmer befand sich das Essef-Brett direkt neben einer Sprossenwand.

Mit diesen räumlichen Gegebenheiten inszenierte Nielsen eine Lernsituation für Henri, die Henri selbständig zum Stehen brachte, ohne ihn direkt dazu auffordern zu müssen. Nielsen klebte interessante Stoffe auf die waagerechten Sprossen, die an der Wand entlang zu finden waren – zuerst auf die unterste Sprosse, später auch auf die höheren. Die Neugierde des Jungen trieb ihn über einen längeren Zeitraum dazu, nach einer immer höheren Sprosse zu greifen, bis er sich eines Tages zum Stehen hochziehen konnte.

5.3.5 Peggy bei der Aufgabe, sich mehr zu bewegen

Peggy war ein blindes Kind mit einer Schwerstmehrfachbeeinträchtigung. Im Alltag hatte sie zwei verschiedene Körperpositionen erlebt: das Liegen auf dem Rücken und das Sitzen (im Rollstuhl). Es entstand dadurch eine weitere körperliche Beschwerde, die sehr besorgniserregend war. Peggy hatte ständig eiskalte Füße. Vieles wurde vergeblich versucht, um Abhilfe zu schaffen: Fußmassage, warme Fußbäder und Wärmedecken – bis schließlich ärztlicher Rat eingeholt werden musste. Der Mediziner fand heraus, dass die Ursache des Problems in mangelhafter Durchblutung lag, der sie durch mehr Bewegungen begegnen sollte. Nielsen erkannte den Ernst von Peggys Situation und nahm sich vor, eine Lernhilfe zu entwickeln, die Peggy eine senkrechte Raum-Lage-Körperhaltung ermöglichen sollte. Nur so konnte Peggy zu mehr Bewegung angeregt werden. Im Endeffekt war Peggys Situation der Auslöser für die Entwicklung des „Hopsa Dress“.

Das „Hopsa Dress“ (Abb. 28) hängt an einer beweglichen Konstruktion von der Decke herab. Es ist ein Stützanzug für Kinder, denen es nicht möglich ist, selbständig zu stehen oder zu laufen. Mit dieser Hilfe können Kinder ihren Körper in aufrechter Position erleben und diese Position auch über einen längeren Zeitraum beibehalten. Durch dosierten Bodenkontakt machen die Kinder taktile Erfahrungen mit den Füßen und können versuchen, sich durch Abstoßen fortzubewegen. Das „Hopsa Dress“ dient somit der Körperwahrnehmung, dem Muskelaufbau und der Bewegungskoordination.

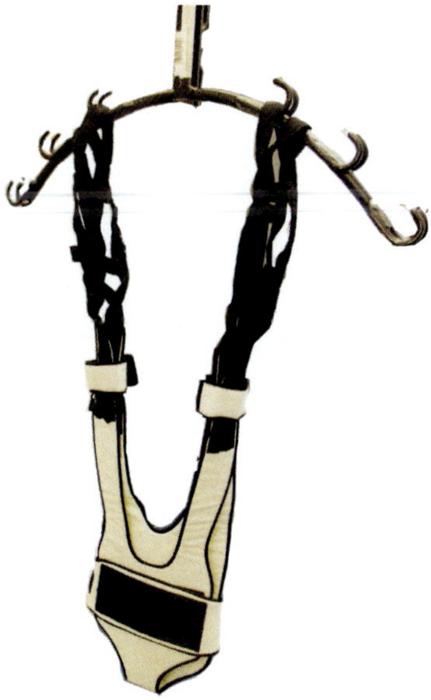

Abb. 28: Das Hopsa Dress

Das „Hopsa Dress“ bot Peggy eine große Abwechslung in ihrem Alltag. Nielsen kombinierte dessen Einsatz mit der Resonanzplatte und vier Essef-Brettern. Peggy bewegte sich leidenschaftlich gern nach Musik. Daher drehte Nielsen die Resonanzplatte um und legte sie auf vier Essef-Bretter, so dass die Resonanzplatte jetzt einen erhöhten Rand von 2 cm hatte. Bei jeder Gewichtsverlagerung kippte die Resonanzplatte leicht zur Seite. Um das Ursache-Wirkungsprinzip bei Peggys Tanzbewegungen durch taktile und akustische Reize zu verstärken, wurden Glasmurmeln auf der umgedrehten Resonanzplatte verteilt, so dass Peggy durch ihre eigenen Körperbewegungen die Murmeln zum Rollen bringen konnte. Das machte Peggy viel Freude. Letztendlich konnte sowohl eine verbesserte Durchblutung als auch eine Stärkung der Beinmuskulatur für Peggy mit dem „Hopsa Dress“ erreicht werden.

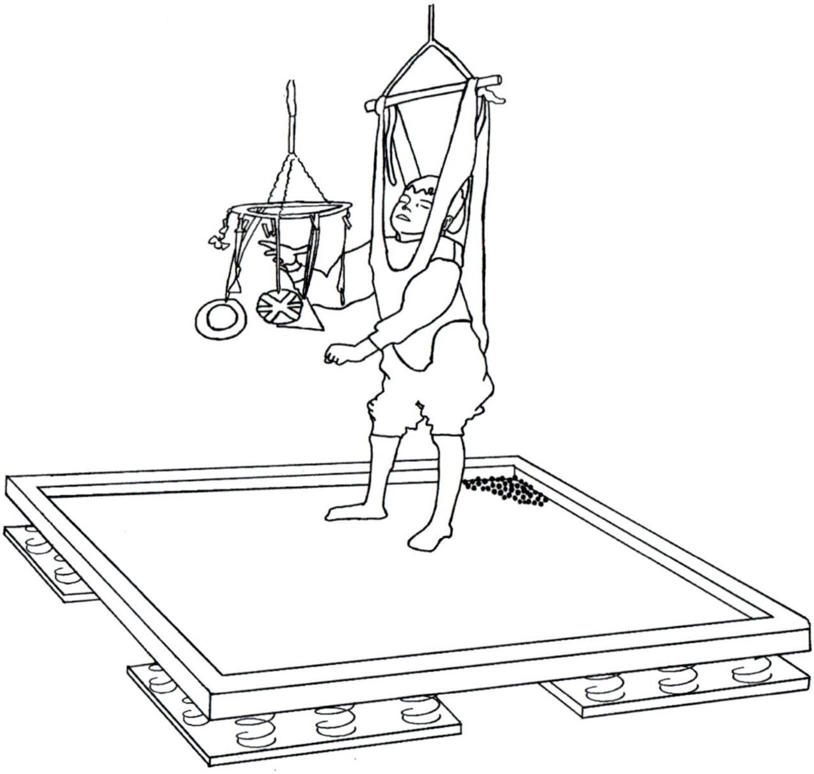

Abb. 29: Peggy im Hopsa Dress (Þorsteinnsson 2019)

5.4 Lernhilfen zum Aktiven Lernen

Nielsen entwickelte etliche Lernhilfen, mit denen die Kinder Bewegungen ausführen und wahrnehmen können, auch wenn diese unwillkürlich und diffus sind. Ihnen wird durch die kinästhetische Wahrnehmung bewusst, dass sie selbst die Bewegungen auslösen. Erst mit dieser Erkenntnis können aus den unkoordinierten Bewegungen gezielte von den Kindern selbst angebahnt werden.

Auch ein sehendes, nicht beeinträchtigtes Kind führt eine Vielzahl von unkoordinierten Bewegungen durch, bevor seine Muskeln, Sehnen und Gelenke tatsächlich spüren, wozu sie benutzt werden können. „Diese Informationen muss es haben, um überhaupt damit anfangen zu können, andere Sinne im Zusammenhang mit bewussten Bewegungen nutzbar zu machen“ (Nielsen 1983, 49). Bei einem Kind mit einer Sehbeeinträchtigung und Entwicklungsverzögerungen wird vermutet, dass eine größere Zahl von unwillkürlichen Bewegungen notwendig ist, bevor das Kind diese Informationen erhält. Nachteilig kommt noch dazu, dass das Kind mit einer mehrfachen Beeinträchtigung, unabhängig von seinem Entwicklungsniveau, natürlich weiterwächst, so dass es von der Größe und dem Gewicht seines Körpers daran gehindert wird, unkoordinierte Bewegungen zu vollziehen (Nielsen 1983). Nielsen hatte drei Prinzipien bei der Entwicklung der Lernhilfen beachtet:

1. Die Lernhilfen sollen die Sinnesreize des Kindes verstärken.
2. Die Sinnesreize werden durch die Körperbewegungen des Kindes verursacht.
3. Die Lernhilfen müssen auf die Entwicklungsbedingungen des kindlichen Körpers (in Bezug auf Größe und Proportion) abgestimmt werden.

Nachfolgend werden Nielsens Lernhilfen für den Ansatz des Aktiven Lernens kurz vorgestellt.

5.4.1 Die Resonanzplatte

Beschreibung (Kap. 5.3): Die Resonanzplatte ist eine 4 mm dicke Birkensperrholzplatte mit einem Format von 150 cm x 150 cm. bzw. 120 cm x 150 cm. Diese wird auf einen Rahmen aus Holzleisten von 2 cm x 2 cm geleimt. Das Gewicht des Kindes trägt dazu bei, dass sich die elastische Resonanzplatte etwas nach unten durchbiegt. Es sollen deswegen keine Verstärkungsleisten auf der Unterseite der Resonanzplatte angebracht werden.

Für die Herstellung der Resonanzplatte muss gutes, 6- bis 8-fach verleimtes Sperrholz verwendet werden. Dies muss man normalerweise extra bestellen.

Begründung: Jede Bewegung, die das Kind auf der Resonanzplatte ausführt, produziert Geräusche und Vibrationen. Diese Reize werden verstärkt durch alle Körperteile aufgenommen, wodurch das Kind zu stärkeren und immer weiteren Aktivitäten motiviert wird.

5.4.2 Der Kleine Raum (Little Room)

Beschreibung: Der Kleine Raum (Abb. 30) wird in einer für das Kind passenden Größe aufgebaut, die entsprechend der körperlichen Entwicklung des Kindes gestaltet werden kann. Die Veränderung wird an den wachsenden Raumbegriff und die zunehmende Orientierungsfähigkeit des Kindes angepasst. Das Kind wird auf eine Resonanzplatte in den Kleinen Raum auf den Rücken gelegt bzw. hingesetzt. Gegenstände verschiedener Beschaffenheit hängen von der Decke herab und sind an den Wänden angebracht, so dass das Kind bei jeder Bewegung Kontakt mit seiner Umgebung bekommt. Die Auswahl der Gegenstände hängt vom Entwicklungsstand und den Interessen des Kindes ab. Genauere Informationen zum Kleinen Raum, u.a. zu Handhabung und Ausstattung sind in Nielsens Buch „Das Ich und der Raum" zu finden.

Begründung: Der Kleine Raum begünstigt sowohl das räumliche Vorstellungsvermögen als auch die Objektpermanenz. Zunächst unbewusste, diffuse und unkoordinierte Bewegungen werden nun bewusst und somit gezielt eingesetzt. Damit wird auch das Greifen gefördert.

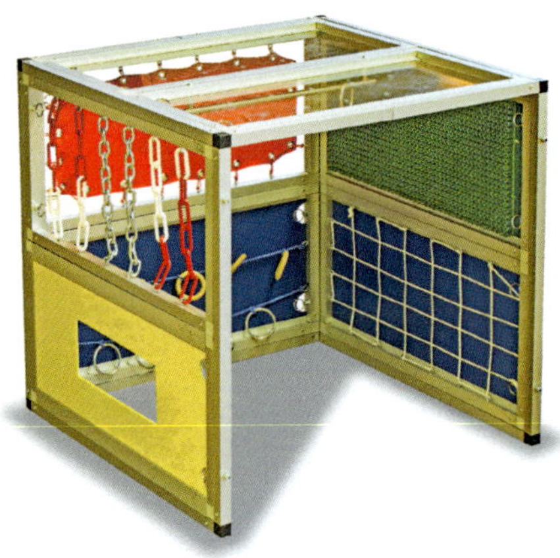

Abb. 30: Große Basisausführung des Kleinen Raums ohne Ausstattung (Beyer 2019)

5.4.3 Der Bündelgreifer

Beschreibung: Der Bündelgreifer (Abb. 31) besteht aus einem breiten Stück Hosengummi, zwei Knöpfen und zwei Stück Knopflochhosengummi. Der Gegenstand wird von dem Kind mit der Hand gehalten und der elastische Teil wird über den Handrücken gezogen.

Begründung: Der Bündelgreifer befähigt das Kind, das noch nicht bewusst greifen und loslassen kann, einen Gegenstand mit der Hand zu halten.

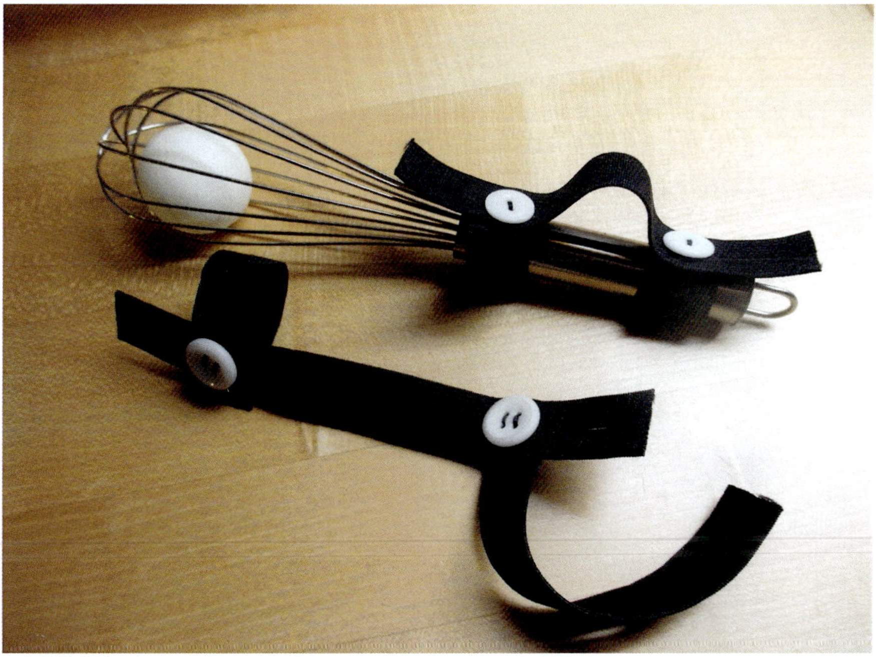

Abb. 31: Bündelgreifer

5.4.4 Die Stützbank

Beschreibung: Die Stützbank (Abb. 32) bietet dem Kind eine erweiterte Raum-Lage-Position und regt es an, sich mit Gegenständen auseinanderzusetzen, ohne gegen die Erdanziehungskraft kämpfen zu müssen. Sie wird bei Kindern eingesetzt, die schon so groß und schwer sind, dass sie es auf dem Bauch liegend nicht mehr schaffen, sich auf die Unterarme und die Hände aufzustützen, um dann Spielsachen anzustoßen oder nach ihnen zu langen (Nielsen 1983). Auf der Stützbank hat das Kind die Möglichkeit, in Bauchlage die Arme und Beine frei zu bewegen, was mit der Zeit zur Stärkung der Rückenmuskulatur und zu koordinierten Bewegungen führt (Abb. 33). Höhe und Winkel der Liegefläche werden an das Kind und seine Größe angepasst. Normalerweise entspricht „die Breite dieser Platte dem Abstand zwischen den Achselhöhlen und den gebeugten Hüften“ (Nielsen 1983, 31). Die Platte darf nicht mit weichen Materialien bezogen werden. Sollte das Kind aber sehr dünn sein oder sein Oberkörper sehr krumm, kann ein mit Stärkemehl gefülltes Kissen unter das Kind gelegt werden. Dies vermindert das Druckgefühl auf der harten Stützbank etwas und erzeugt gleichzeitig bei jeder Bewegung ein Knirschen.

Der Rumpf des Kindes ist stabil unterstützt, wobei die Arme und Beine frei beweglich sind. Die Knie des Kindes dürfen nicht den Boden berühren.

„Die Stützbank stellt man auf die Resonanzplatte. Sowohl unter den Händen des Kindes und um sie herum als auch unter seinen Füßen werden Spielsachen verteilt“ (Nielsen 1983, 32).

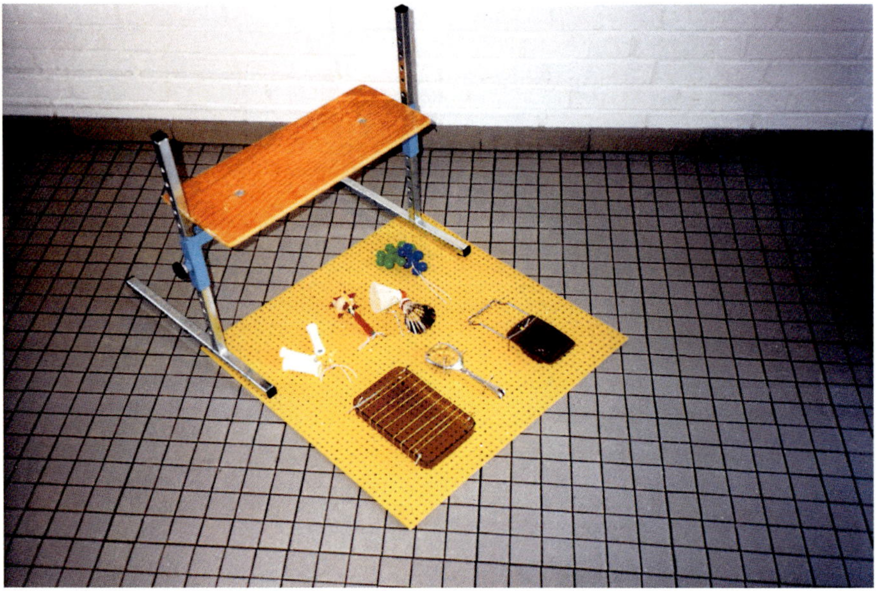

Abb. 32: Stützbank (Nielsen o.J.)

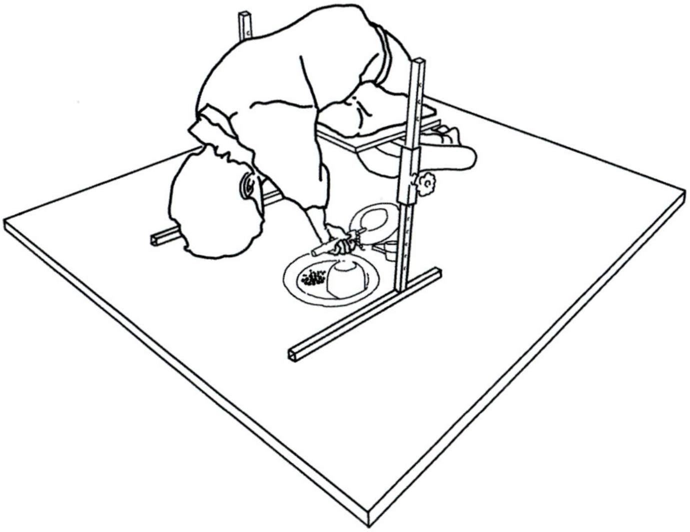

Abb. 33: Kind auf einer Stützbank (Þorsteinnsson 2019)

Da diese Raum-Lage-Position für viele Kinder unbekannt ist, empfiehlt Nielsen, das Kind anfangs in Bauchlage auf den Schoß des Pädagogen zu legen, um es an diese neue Position zu gewöhnen. Bei den ersten Malen auf der Stützbank ist es wichtig, engen Körperkontakt mit dem Kind zu halten, indem man Rücken und Oberschenkel des Kindes streichelt und mit einfühlsamer Stimme mit ihm redet. Da das Kind nur so lange auf der Stützbank liegen bleiben soll, wie es sich wohl fühlt, ist es zwingend erforderlich, die Reaktionen des Kindes auf der Stützbank genau zu beobachten (Nielsen 1983). Das kann anfangs bedeuten, dass das Kind nur wenige Minuten darauf bleiben kann. Bei nicht ausgeprägter Rückenmuskulatur ist dies für das Kind sehr anstrengend.

Begründung: Die Rückenmuskulatur wird durch den Einsatz der Stützbank gestärkt und die Arme und Beine bewegen sich mehr. Die Entwicklung der bewussten Koordination zwischen Armen und Beinen wird dadurch gefördert. Praktisch alle Kinder „reden“ viel mehr bzw. sind kommunikativer, nachdem sie diese Übungen durchgeführt haben.

5.4.5 Die Kopfstütze

Beschreibung: Die Kopfstütze, eine durchsichtige Plexiglasscheibe, wird auf die Stützbank in der Höhe des Kinderkopfes befestigt (Abb. 34). Sie ist für diejenigen Kinder gedacht, „die noch nicht so viel Kopfkontrolle haben, dass sie den Kopf aus der Bauchlage heraus anheben können" (Nielsen 1983, 33).

Begründung: Die Kopfstütze bietet für Kinder, die keine Kopfkontrolle haben, eine Abwechslung bei ihren Aktivitäten. Zusätzlich zu der Kräftigung der Rückenmuskulatur kann das zwischenzeitliche, kurze Anheben des Kopfes zur Verbesserung der Kopfkontrolle führen.

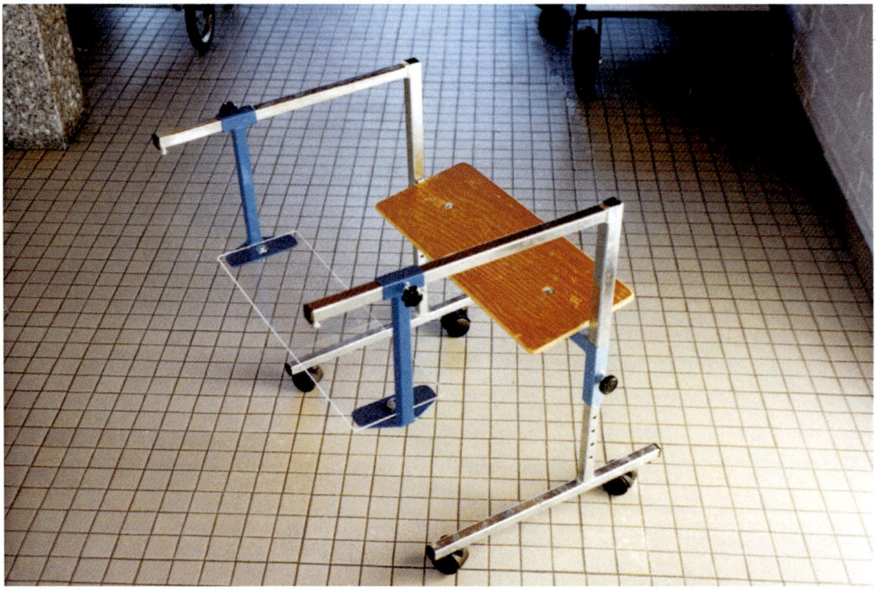

Abb. 34: Die Kopfstütze für eine Stützbank (Nielsen o.J.)

5.4.6 Die beleuchtete Goldplatte (Tipping-Board)

Beschreibung: Die Goldplatte (Abb. 35) ist eine von einer Lampe angestrahlte Hartfaserplatte (50 x 50 cm), die mit Goldpapier beklebt ist. Es gibt sie in mehreren Variationen. Bei der einen Form steht die Platte auf immer derselben Position. Sie ist mit Klettstreifen versehen, an denen Gegenstände befestigt werden können. Bei der anderen Form kann die Goldplatte in unterschiedlichen Positionen arretiert werden (Das Kippbrett: Nielsen 1996, 89).

Hierbei hängen die Gegenstände an Schnüren herunter und sind entweder an Ösen befestigt oder haften an Haushaltsmagneten, die abnehmbar sind.

> *„Die Goldplatte wird mit einer Architektenleuchte oder ähnlichem beleuchtet. Die Leuchte wird so platziert, dass das Kind sein Interesse auf die Platte konzentriert und nicht auf das Licht“ (Nielsen 1983, 35).*

Es ist auch wichtig, vorher zu kontrollieren, dass das Licht nicht direkt in die Augen des Kindes reflektiert wird.

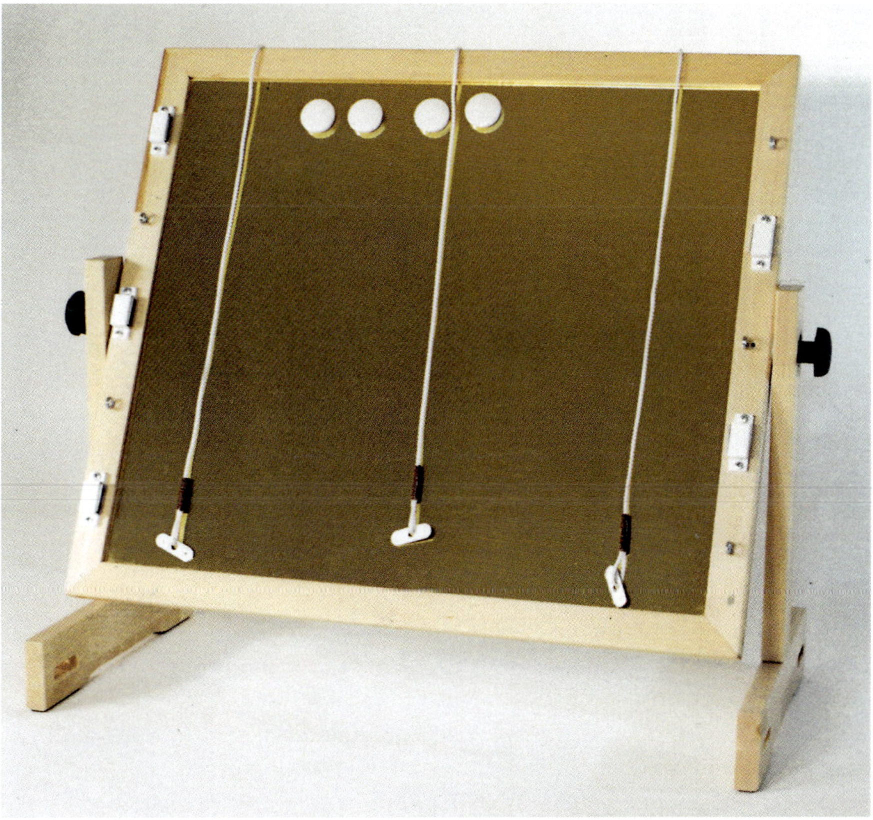

Abb. 35: Die Goldplatte/Tipping Board zum Kippen (Beyer o.J.)

Begründung: Das Licht auf der Goldplatte soll das Kind inspirieren, nach einem Gegenstand zu langen. Die Goldplatte fördert die Auge-Hand-Koordination bei Kindern mit Sehvermögen (Nielsen 1983).

5.4.7 Das Essef-Brett (Federbrett)

Beschreibung (Abb. 28, Kap. 5.3): Das Essef-Brett besteht aus zwei Sperrholzplatten mit vier bis sechs Metallfedern dazwischen. Es kann unterschiedlich eingesetzt und hingestellt werden. Das Essef-Brett kann auf dem Boden stehen (Sperrholzplatten liegen übereinander) oder an der Wand hängen, wobei die Sperrholzplatten parallel zu Wand hängen. In der Bodenplatte sind dafür Öffnungen zum Aufhängen vorgesehen. Das Essef-Brett bietet eine Variation von Einsatzmöglichkeiten:

- Abhängig von seiner Lagerung kann das Kind mit den Füßen oder Händen dagegen drücken bzw. treten oder darauf kratzen oder klopfen (z.B. in Bauch- oder Rückenlage, sitzend oder stehend).
- Gegebenenfalls können auf der oberen Platte Materialien mit interessanter Oberflächenstruktur oder interessanten akustischen Eigenschaften befestigt werden.
- Das Essef-Brett kann in Kombination mit anderen Materialien (wie Resonanzplatte, Kleiner Raum, Sitzhängematte) genutzt werden.

Begründung: Das Essef-Brett wird eingesetzt, um dem Kind die Möglichkeit zu geben, Arm- und Beinbewegungen durchzuführen, die Muskelkraft zu trainieren und um Koordination und Gleichgewicht zu fördern.

5.4.8 Das Hopsa Dress

Beschreibung (Abb.28 in Kap. 5.3): Der Name ist nicht von „hopsen“ abgeleitet, sondern eine Abkürzung für Halten in aufrechter (dän. Oppe) Position für Stehende Aktivität. Das Hopsa Dress ist ein „Steh-Anzug“ der nach den Maßen des Nutzers angefertigt wird (durch Klettverschlüsse individuell einstellbar). Die Aufhängung wird mit Hilfe eines Bügels an einem Haken an der Decke angebracht oder alternativ an einer Schiene montiert. Der Nutzer kann nach dem Anziehen mit einem installierten Flaschenzug oder mit Hilfe des Motors eines Lifters in die gewünschte Höhe aufgerichtet werden. Das Kind hat Kontakt zum Boden, ohne sein Gesamtkörpergewicht von den Beinen tragen zu müssen.

Das Hopsa Dress ist für die Aufrichtung für Menschen, die nicht selbständig sitzen oder stehen können, geeignet. Es bietet optimale Bewegungsfreiheit für Arme und Beine bei gleichzeitiger Stabilisierung im Rumpfbereich, die für den Aufbau von Muskelkraft ausschlaggebend ist. Da der Abstand der Füße zum Boden mit Hilfe des Flaschenzuges variabel einstellbar ist, kann allmählich daran gearbeitet werden, dass das Kind mehr und mehr lernt, sein Gewicht auf die Füße zu verlagern.

Begründung: Das Hopsa Dress bietet Unterstützung beim Sitzen, Stehen und Laufen. Es ermöglicht unterschiedlichste Angebote für Hände und Füße und erlaubt das Sammeln von Erfahrungen in der aufrechten Position. Die Beinmuskulatur wird durch die vom Kind entstandenen Beinbewegungen verstärkt, um später das Körpergewicht tragen zu können. Der Einsatz des Hopsa Dress bietet für sehende Nutzer eine visuelle Wahrnehmung der Umgebung aus einer neuen Perspektive. Eine Steigerung des physischen Wohlbefindens dank wärmerer Füße, besserer Durchblutung und verbesserter Atmung ist auch ersichtlich.

5.4.9 Abschließende Hinweise zu den Lernhilfen des Aktiven Lernens

Beim Einsatz dieser Lernhilfen in Kombination mit den Prinzipien des Aktiven Lernens können erhöhte Selbstwahrnehmung, Eigenaktivität und Lerneifer bei den betroffenen Kindern beobachtet werden. Der Einsatz der oben genannten Lernhilfen ist nur effektiv, wenn die Prinzipien des pädagogischen Ansatzes „Aktiven Lernens" dabei eingehalten werden. Der Einsatz der Lernhilfen ohne Beachtung dieser Prinzipien führt nicht zu den gewünschten Zielen.

Die meisten der oben beschriebenen Lernhilfen sind in Deutschland nicht erhältlich. Lediglich der kleine Raum (Little Room) wird von Herrn Martin Beyer produziert. Bei Anfragen und Bestellungen des Little Rooms wenden Sie sich bitte an: **Freunde blinder und sehbehinderter Kinder e.V.** in Hamburg, Tel.. 040 – 27 97 186, E-Mail: info@blindekinder.de

6 Vermittlung von LPF bei Menschen mit Sehbeeinträchtigungen in Bildungseinrichtungen

Die Vermittlung von LPF ist eindeutig ein unentbehrlicher und ureigener Auftrag der Blinden- und Sehbehindertenpädagogik. Die Tatsache, dass Kinder mit schwerwiegenden Sehbeeinträchtigungen lebenspraktische Fähigkeiten unbedingt gezielt erlernen müssen, ist eine direkte Folge des Nicht-Sehen-Könnens.

Das Sehen regt ein Kind ständig an, sich zu bewegen und sich somit praktisch automatisch Begriffe und motorische Handlungen anzueignen. Dieser Aneignungsprozess ist für sehende Menschen so selbstverständlich, dass der Lernprozess darin meist übersehen wird. Wenn man nie sehen konnte oder das Sehen nicht ausreicht, um ein visuelles Lernen zu ermöglichen, ist eine gezielte und rechtzeitige Anbahnung der Voraussetzungen für motorische Handlungen erforderlich. Darüber hinaus ist eine fortwährende altersentsprechende Vermittlung von nicht-visuellen Strategien und Fähigkeiten entscheidend, um diese Kinder und Jugendlichen in die Lage zu versetzen, ihren Alltag möglichst autonom, selbständig und selbstbestimmt meistern zu können. Erfolgt dies nicht, können bei Kindern mit Sehbeeinträchtigungen gravierende Entwicklungsverzögerungen entstehen, die auch bei einer späteren Vermittlung von LPF nicht gänzlich aufgeholt werden können (Cory 2009b, Hergert/Hofer 2011).

In wieweit erkennen die Bildungseinrichtungen diese Problematik und wie wird damit umgegangen? Im deutschsprachigen Raum ist man sich einig, dass der Erwerb von lebenspraktischen Fähigkeiten ein notwendiger Bestandteil des Bildungsangebotes für Kinder mit Sehbeeinträchtigungen sein sollte. Dennoch gibt es länderspezifische Unterschiede zwischen Deutschland, Österreich und der Schweiz bezüglich der rechtlichen und finanziellen Grundlagen verbunden mit dem Erwerb von LPF, die letztendlich deren Umsetzung verschiedentlich beeinflussen. In diesem Kapitel wird spezifisch auf die Situation in Deutschland eingegangen. Über die Websites des Odilien-Institut in Graz, Österreich, (www.bildungsplattform.info) und des Schweizerischen Zentralvereins für das Blindenwesen in St. Gallen, Schweiz, (www.szb.ch) kann man sich über den Erwerb von LPF in diesen Ländern informieren.

6.1 Bildungseinrichtungen für Menschen mit Sehbeeinträchtigungen in Deutschland

Nach Artikel 24 (Bildung), Absatz 3 der United Nations Behindertenrechtskonvention, die im Mai 2008 in Deutschland in Kraft getreten ist, „muss behinderten Menschen durch geeignete Maßnahmen der Erwerb lebenspraktischer Fertigkeiten und sozialer Kompetenzen ermöglicht werden" (United Nations General Assembly, 2006).

Wie wird dieser Auftrag im Rahmen der Blinden- und Sehbehindertenpädagogik in Deutschland erfüllt? Gibt es einen Bedarf für eine qualifizierte Vermittlung von LPF? Wie wird dieser Bedarf gedeckt?

Um auf diese Fragen eingehen zu können, wird auf die Empfehlungen der Kultusministerkonferenzen (KMK) der Bundesrepublik Deutschland (1994 und 1998) zur sonderpädagogischen Förderung in Schulen, insbesondere in solchen mit dem Förderschwerpunkt Sehen, verwiesen. Eine explizite Forderung nach Unterricht zum Erwerb lebenspraktischer Fertigkeiten wurde in den KMK-Empfehlungen von 1994 zum Förderschwerpunkt Sehen ausgesprochen. Es ging um visuelle Wahrnehmung und um das Umgehenkönnen mit einer Sehbeeinträchtigung. Dies wurde von den ergänzenden KMK-Empfehlungen zum Förderschwerpunkt Sehen von 1998 durch den weniger fassbaren Begriff „LPF als fächerübergreifendes Prinzip" deutlich abgeschwächt.

Wie wurden die KMK-Empfehlungen in den Bildungseinrichtungen für Menschen mit Sehbeeinträchtigung seitdem umgesetzt? Drei unterschiedliche Modelle zum Thema „lebenspraktische Fähigkeiten" (früher „Fertigkeiten") haben sich inzwischen durchgesetzt:

1. Forderungen im Bereich der lebenspraktischen Fähigkeiten als **fächerübergreifendes Prinzip** sind seitdem in den Lehrplänen bzw. Schulbeschreibungen (Homepages) vorhanden.
2. **Erfahrungsräume** sind in den Einrichtungen geschaffen worden (wie z.B. Kochen, Hauswirtschaftsunterricht, Handarbeiten, Werken).
3. In den allerwenigsten Fällen wurden qualifizierte Rehabilitationslehrer (LPF-Bereich) für die **direkte Vermittlung von lebenspraktischen Fähigkeiten** in den Bildungseinrichtungen angestellt. Einzelne Einrichtungen haben allerdings die Vermittlung von LPF in die Heime bzw. Internate ausgegliedert, jedoch nicht immer mit qualifizierten, ausgebildeten LPF-Lehrern.

Alle diese Angebote unterstützen den Erwerb von lebenspraktischen Fähigkeiten, jedoch unterscheiden sie sich erheblich in ihren Zielsetzungen wie auch in den Rahmenbedingungen und den Ergebnissen (Hergert/Hofer 2011).

LPF als fächerübergreifendes Prinzip: Das Einbinden von LPF als fächerübergreifendes Unterrichtsprinzip im Schulgeschehen betont den Wandel in der Erwartungshaltung des Lehrers bzw. Betreuungspersonals dem Schüler gegenüber, der in den letzten 40 Jahren innerhalb der Blinden- und Sehbehindertenbildungseinrichtungen vollzogen wurde. Ziel ist es nunmehr, den Schülern eine Haltung zu vermitteln, durch die sie Eigenverantwortung übernehmen wollen und so möglichst selbständig zu handeln lernen. Darüber hinaus erhofft man sich, dass die aktive Teilnahme am schulischen Geschehen den Schülern einen Eindruck davon vermittelt, wie verschiedene Handlungen auszuführen sind. Dies wird gewissermaßen als Nebenprodukt in der Gruppe, bzw. im Klassenunterricht bewirkt.

Das Einbinden von LPF als fächerübergreifendes Prinzip ist eine notwendige Voraussetzung für den Erwerb von LPF. Es bedarf jedoch zusätzlicher Angebote, um die Aneignung der nicht-visuellen Fähigkeiten für die Alltagsbewältigung annähernd zu sichern.

Erfahrungsräume in der Schule

Das Schaffen von Erfahrungsräumen – wie im Kochen, Hauswirtschaftsunterricht, Handarbeiten, Werken usw. – ist meistens dem Endprodukt als Gruppengeschehen gewidmet. Es bietet den Schülern einen geeigneten Rahmen, um ihre vorhandenen Fähigkeiten als kleinere „zerlegte" Tätigkeiten einzusetzen, mit dem Ziel, ein Produkt zu erzeugen. Dies hat psychologische Auswirkungen auf die Entfaltung und Festigung sozialer Gruppenprozesse. Es kann außerdem dazu beitragen, dass bereits Erlerntes gefestigt wird oder neue Herausforderungen erfahren werden. Allerdings reichen diese Erfahrungsräume nicht aus, um ein ausreichendes Maß an LPF-Vermittlung abzudecken. Hier fehlen geeignete Rahmenbedingungen (wie z.B. eine angemessene Zeitvorgabe und/oder eine passende Gruppengröße), um auf individuell auftauchende Probleme einzelner Schüler nachhaltig einzugehen.

Qualifizierter Unterricht zum Erwerb von LPF

Eine Vermittlung von LPF, die dem Alter und dem Fähigkeitsstand des einzelnen Kindes bzw. Jugendlichen mit Sehbeeinträchtigungen angepasst ist, unterstützt den Schüler bei der Entwicklung von eigenen Handlungsplanungen und Durchführungsstrategien und dient der selbständigen Entscheidungsfindung. Dies sind grundlegende Voraussetzungen für die Ausführung motorischer Handlungen. Die Aneignung von nicht-visuellen Strategien und Fähigkeiten, eingebunden in eine Atmosphäre des fächerübergreifenden LPF-Unterrichtsprinzips, erlaubt ein effektiveres Mitwirken in den angebotenen schulischen Erfahrungsräumen.

Die Erfolge, die durch die Vermittlung von LPF erzielt werden, sind den besonderen Rahmenbedingungen zu verdanken. Die Vermittlung erfolgt im Einzelunterricht durch qualifizierte Rehabilitationslehrer (Bereich LPF). Abhängig vom Fähigkeitsstand des Lernpartners kann dies sehr zeitaufwändig sein, weil derjenige lernen soll, seine eigene Handlungsplanung zu entwickeln und Entscheidungen selbst zu treffen. Es ist jedoch unverzichtbar, diesen Rahmen zu schaffen, um Kindern und Jugendlichen mit einer Sehbeeinträchtigung zu ermöglichen, innerhalb ihrer Persönlichkeits- und Selbständigkeitsentwicklung *eigene* Kompetenzen zur Alltagsbewältigung aufzubauen. Dazu gehört auch, die Zeit und die Ruhe dafür zu haben, Fehler zu machen und Umwege zu gehen, aus denen man lernen kann, die für sich selbst effektivsten Strategien zu entwickeln.

6.1.1 Wird der Bildungsauftrag zur Vermittlung von LPF von den Bildungseinrichtungen erfüllt?

Bedauerlicherweise besteht **kein automatisches Recht auf Unterricht zum Erwerb lebenspraktischer Fähigkeiten**, obwohl die Notwendigkeit für diese Maßnahme eine direkte Folge der Beeinträchtigung ist. In der Praxis wird ein entsprechendes Schulungsangebot häufig nicht in ausreichendem Maß gemacht. Stattdessen wird oft lediglich auf die Vermittlung von LPF als „fächerübergreifendes Unterrichtsprinzip" verwiesen. Das kann dazu führen, dass ein Kind, das nur eine Sehbeeinträchtigung aufweist (ohne zusätzliche Behinderung), jahrelang ein spezialisiertes Förder- bzw. Bildungszentrum besucht, jedoch ohne LPF-Unterricht erhalten zu haben, und letzten Endes dieses Zentrum mit einem erheblichen Nachholbedarf verlässt. Die Schwierigkeiten, die dann auftreten, wenn man in seinem Alltag nicht zurechtkommt, wandeln die einzelne Behinderung (d.h. die Sehbeeinträchtigung) in eine **mehrfache** Behinderung um. Dies kann zu einem erhöhten Pflegebedarf führen, der auch bei einem späteren LPF-Unterricht nicht völlig zu beheben sein wird.

Einrichtungen, die eine LPF-Vermittlung noch nicht anbieten, sollten dringend verpflichtet werden, ihrem Bildungsauftrag verantwortungsvoll nachzukommen. Kinder mit Blindheit oder Sehbeeinträchtigung haben ein Recht auf eine qualifizierte blinden- bzw. sehbehindertenspezifische Vermittlung von LPF. Angehörige von Kindern, die eine Blinden- und Sehbehinderteneinrichtung besuchen, sollten darauf bestehen,

- dass der Bedarf im Bereich LPF für ihr Kind individuell abgeklärt und im Förderplan benannt und berücksichtigt wird;
- dass ihr Kind eine qualifizierte blinden- bzw. sehbehindertenspezifische Vermittlung in LPF erhält – und zwar eine, die in Art und Umfang auf seine individuellen Fördernotwendigkeiten gezielt eingeht;
- dass genügend qualifizierte Lehrkräfte für die Vermittlung von LPF von den Förder- bzw. Bildungszentren mit dem Förderschwerpunkt Sehen eingestellt und im Stellenschlüssel fest verankert werden und
- dass die Vermittlung von LPF praktisch in allen Altersstufen angeboten wird, um den entwicklungsbegleitenden Anspruch zu erfüllen.

6.1.2 Erforderliche Rahmenbedingungen für eine effektive LPF-Vermittlung

Die Vermittlung von LPF muss als ein ernst zu nehmender Auftrag der Blinden- und Sehbehinderteneinrichtungen aufgegriffen, anerkannt und umgesetzt werden. Dies hätte weitreichende Konsequenzen für die Lehrpläne, für den Unterricht und für die Praxis. In der Umsetzung müsste Folgendes berücksichtigt werden:

1. Der **Förderbedarf im Bereich LPF** muss für jedes Kind bzw. für jeden Jugendlichen mit dem Förderschwerpunkt Sehen abgeklärt werden und in dem jeweiligen individuellen Förderplan benannt und berücksichtigt werden. Da es in dem Klassenzimmer nicht immer auffällt, dass ein Bedarf an LPF vorhanden ist, ist es notwendig, diesen Bedarf in Absprache mit allen Beteiligten aus dem familiären und schulischen Umfeld abzuklären.
2. Jedes Kind bzw. jeder Jugendliche mit dem Förderschwerpunkt Sehen muss **das Recht auf eine blinden- bzw. sehbehindertenspezifische Vermittlung von LPF** im Schulalltag haben – und zwar eine, die in Art und Umfang auf seine individuellen Fördernotwendigkeiten gezielt eingeht. Diese Forderung würde in einigen Einrichtungen für Schüler, die nicht in einem Internat leben, sondern täglich zur Schule hin- und zurückfahren, einen LPF-Unterricht erstmalig ermöglichen.
3. Um den Erwerb lebenspraktischer Fähigkeiten bei sehbeeinträchtigten Kindern und Jugendlichen zu sichern, ist es erforderlich, **qualifizierte Lehrkräfte für die Vermittlung von LPF** einzustellen und **im Stellenschlüssel** von Zentren mit dem Förderschwerpunkt Sehen fest zu verankern. Die Vermittlung von LPF bei Menschen mit einer Sehbeeinträchtigung erfordert besondere

Fachkenntnisse und Kompetenzen, die man sich in Deutschland durch eine Weiterbildung zum Rehabilitationslehrer für Blinde und Menschen mit Sehbehinderung aneignen kann (IRIS, Hamburg, und RES, Marburg).
Der Bedarf wird allerdings nicht gedeckt, wenn Bildungseinrichtungen Sonderschullehrer anstellen, die die Zusatzqualifikation als LPF-Lehrer haben, aber für diese Tätigkeiten in der Einrichtung nicht oder zu wenig eingesetzt werden.

4. Die Vermittlung von LPF hat einen **entwicklungsbegleitenden Anspruch** und müsste in **allen Altersstufen** angeboten werden. Die Inhalte sollten an der Lebenssituation des jeweiligen Schülers orientiert sein. Wenn es darum geht, einem Kind das Schleifebinden oder das Essen mit Messer und Gabel beizubringen, dann kann man mit der Anbahnung schon im Vorschulalter beginnen. Wenn es darum geht, den Umgang mit einem heißen Bügeleisen oder das Braten eines Schnitzels zu vermitteln, wird der Schüler schon älter sein müssen. Diese Beispiele zeigen die Notwendigkeit eines kontinuierlichen Lernprozesses auf.
5. Die **Zahl der Unterrichtsstunden für LPF hängt vom individuellen Bedarf ab**. Aus pädagogischen Gründen müsste eine gewisse Häufigkeit, bzw. Kontinuität der Vermittlungsstunden gewährleistet werden. Bei den meisten Bildungseinrichtungen, die eine Vermittlung von LPF anbieten, ist dieser Unterricht nur unter den Freizeitangeboten für die Kinder bzw. Jugendlichen zu finden. Bedenkt man die hohe Konzentration, die die Betroffenen für solche Stunden aufzubringen haben, dann **muss die Vermittlung von LPF im „normalen" Stundenplan fest verankert** werden, statt Teil der Freizeitaktivitäten zu sein.

6.2 Inklusion

Ein Ziel der „inklusiven Pädagogik" ist die Unterstützung der gesellschaftlichen Teilhabe (Inklusion) von Menschen mit Behinderung. Eine inklusive Beschulung setzt auf gemeinsames Lernen innerhalb einer Schule mit uneingeschränkter Teilhabe aller Lernenden. Der KMK-Beschluss vom 20.10.2011 befasst sich mit der *Inklusiven Bildung von Kindern und Jugendlichen mit Behinderungen in Schulen* (KMK 2011):

> *„Die Empfehlungen zur inklusiven Bildung knüpfen an die Grundpositionen der ‚Empfehlungen zur sonderpädagogischen Förderung in den Schulen in der Bundesrepublik Deutschland' (Beschluss der Kultusministerkonferenz vom 6. Mai 1994) einschließlich der Empfehlungen zu den Förderschwerpunkten an*

und stellen die Rahmenbedingungen einer zunehmend inklusiven pädagogischen Praxis in den allgemeinbildenden und berufsbildenden Schulen dar" (KMK 2011, 22).

Nach diesem Beschluss wird eine erfolgreiche Bildung nicht nur durch den erreichten Schulabschluss gekennzeichnet, sondern beinhaltet auch eine umfassende Persönlichkeitsentwicklung, Kompetenzen aus verschiedenen Bereichen, wie z.B. aus dem lebenspraktischen Bereich und die „Fähigkeit zu einer so weitgehend wie möglich selbstbestimmten Lebensführung sowie einer aktiven Teilhabe an der Gesellschaft" (KMK 2011, 8). Um diese Ziele erreichen zu können, werden präventive unterstützende Maßnahmen, die den Auswirkungen einer bestehenden Beeinträchtigung entgegenwirken, eingesetzt. Diese Maßnahmen sollen rechtzeitig erfolgen und setzen eine intensive Zusammenarbeit der verschiedenen Beteiligten, einschließlich der Leistungs- und Kostenträger voraus. Nach diesem Beschluss ist ein weitergehender Anspruch auf ein sonderpädagogisches Bildungs-, Beratungs- oder Unterstützungsangebot länderspezifisch zu regeln.

6.3 Sicherung der Kostenübernahme

Obwohl die Notwendigkeit der Vermittlung lebenspraktischer Fähigkeiten eine direkte Folge der Behinderung ist und im Allgemeinen von vielen Leistungsträgern als solche angesehen wird, ist die Rechtslage zur Gewährung von LPF für Menschen mit der Bezeichnung „gesetzlich blind" unbefriedigend.

Da es in diesem Buch in erster Linie um Kinder und Jugendliche mit Sehbeeinträchtigung geht, wird hier lediglich auf die Rechtslage einer Kostenbewilligung der LPF-Vermittlung für diese Altersgruppe eingegangen.

Seit dem Jahre 2020 ist die Vermittlung von LPF für Kinder und Jugendliche als Leistung zur Teilhabe an Bildung nach § 112 Abs.1 Satz 1 Nr. 1 in Verbindung mit Satz 3 SGB IX einkommens- und vermögensunabhängig vom Träger der Eingliederungshilfe zu finanzieren. Zu den Hilfen zur Schulbildung in diesem Sinne gehören unter anderem heilpädagogische sowie sonstige Maßnahmen, die erforderlich und geeignet sind, einem Schüler mit einer Sehbeeinträchtigung den Schulbesuch zu ermöglichen oder zu erleichtern. Soweit eine LPF-Vermittlung einen schulbezogenen Bedarf abdeckt, ist sie als „sonstige Maßnahme" in diesem Sinne anzusehen (nach Möller 2020). In Betracht kommt etwa das Erlernen des selbstständigen An- und Ausziehens für den Sportunterricht oder während mehrtägiger Klassenfahrten, die Nahrungsaufnahme und deren Zubereitung (für das Schulfrühstück oder das gemeinsame Mittagessen), das Erlernen von Ordnungssystemen (Ein- und Ausräumen der Schultasche, Organisation des Arbeitsplatzes, Markierung von Lernmaterialien), der Umgang mit Geld, das Erlernen der Unterschrift etc. Letztendlich ist die Erleichterung des Schulbesuchs als Ziel der LPF-Maßnahme dafür ausreichend. Auch LPF-Maßnahmen für Vorschulkinder könnten als schulfördernd begründet werden und die Kostenübernahme dementsprechend beantragt werden. (Das Kind sollte z.B. bei Schuleintritt altersgemäß essen können, sich den Anorak und die Schuhe selbst an- und ausziehen, diese öffnen und schließen können, Sachen aus dem Ranzen holen und wieder hineinlegen usw.).

In allen anderen Fällen ist die Kostenübernahme für die Vermittlung von LPF komplex, unübersichtlich, zum Teil nicht eindeutig und regional unterschiedlich geregelt. Beispielsweise kommt es im Fall von Spätbetroffenen, die nicht oder nicht mehr berufstätig sind, regelmäßig zum Zuständigkeitsgerangel zwischen Krankenkassen und Sozialämtern. Daher ist u.U. eine Zusammenarbeit z.B. mit der Rechtsberatungsgesellschaft „Rechte behinderter Menschen" gGmbH (rbm) in Form einer Rechtsberatung zu empfehlen (Richter 2021). Die rbm ist eine Einrichtung des Deutschen Blinden- und Sehbehindertenverbands (DBSV) und einiger seiner Landesverbände. Die Rechtsberatung wird ausschließlich von Juristen durchgeführt, die selbst mindestens mittelbar betroffen sind und sich auf behindertenrechtliche Fragen spezialisiert haben. Für Mitglieder der DBSV-Landesvereine und einiger anderer Selbsthilfeorganisationen des Blinden- und Sehbehindertenwesens ist die Rechtsberatung kostenfrei. Weitere Informationen erhalten Sie telefonisch unter: 06421 94844-90 oder -91; E-Mail: kontakt@rbm-rechtsberatung.de und http://www.rbm-rechtsberatung.de

6.4 Weiterentwicklung der Vermittlung von LPF

Leider gibt es in Deutschland etliche Hürden, die überwunden werden müssen, damit Kinder mit Sehbeeinträchtigungen LPF-Unterricht bekommen können. Als Erstes muss ein LPF-Vermittlungsangebot gefunden werden. Laut Bundesverband der Rehabilitationslehrer/-innen für Blinde und Sehbehinderte e.V. (Orientierung & Mobilität/Lebenspraktische Fähigkeiten) gibt es schätzungsweise 230 Rehabilitationslehrer in Deutschland; davon sind ca. 110 LPF-Fachlehrer, die aktiv Menschen mit schwerwiegenden Beeinträchtigungen in LPF unterrichten. Obwohl die Zahl der freiberuflichen, in den Bereichen der Orientierung und Mobilität und LPF doppeltqualifizierten Rehabilitationslehrer wesentlich höher ist, befassen die meisten dieser Lehrkräfte sich überwiegend mit Orientierung und Mobilität. Eine Begründung dafür ist, dass es viel leichter und schneller geht, die O&M-Kostenübernahme durchzusetzen als die für LPF. Außerdem sind nicht alle Bildungseinrichtungen für Menschen mit Sehbeeinträchtigung bereit, qualifizierte LPF-Lehrkräfte anzustellen. Dies ist ebenfalls für die Bildungseinrichtungen eine kostspielige Angelegenheit, da ihre Erwartungen, die entstehenden Personalkosten durch die LPF-Bewilligungen abdecken zu können, nicht in Erfüllung gehen. Es gibt also bei weitem nicht genug qualifizierte LPF-Lehrkräfte, um den eventuellen Bedarf von ca. 10.500 Schülern mit Sehbeeinträchtigungen in Deutschland für eine LPF-Vermittlung abzudecken (Deutscher Verein der Blinden und Sehbehinderten in Studium und Beruf e.V.: https://www.anderes-sehen.de/weitere-info/). Darüber hinaus führt dieser Mangel an qualifizierten LPF-Lehrkräften zu verlängerten Wartezeiten auf eine LPF-Maßnahme. Christiane Möller, Rechtsreferentin beim Deutschen Blinden- und Sehbehindertenverband e.V. (DBSV) berichtet: „Der DBSV arbeitet gemeinsam mit seinen Partnern an Konzepten, um die Ausbildungsquoten zu erhöhen und ein stabil finanziertes Ausbildungssystem zu entwickeln“. Weiterhin betont sie,

> *„der DBSV erwartet, dass die politischen Entscheidungsträger im Bund und in den Ländern die Notwendigkeit einer Rehabilitation nach einem Sehverlust endlich wahrnehmen und sich dafür einsetzen, dass 1) eine Finanzierung von Rehaleistungen nach einem Sehverlust durch Krankenkassen möglich wird und 2) eine finanzielle Unterstützung zur Fachkräftesicherung erfolgt.“ (Möller 2020)*

6.4.1 Wo gibt es LPF-Vermittlungsangebote?

Sollte das Kind bzw. der Jugendliche mit einer Sehbeeinträchtigung eine Bildungseinrichtung für Blinde und Menschen mit Sehbehinderung besuchen, wo ein qualifizierter LPF-Fachlehrer angestellt ist, ist es wichtig, darauf zu bestehen, dass der sonderpädagogische Bedarf an LPF abgeklärt wird und die entsprechende Vermittlung von LPF erfolgt. Für diejenigen, die keinen Zugang zu einer LPF-Vermittlung haben (entweder weil entsprechende Lehrkräfte an der Bildungseinrichtung fehlen oder weil der Schüler inklusiv beschult wird), gibt es zwei Wege, dem Schüler einen Zugang zu einer LPF Vermittlung zu ermöglichen:

1. Über den **Bundesverband der Rehabilitationslehrer/-innen für Blinde und Sehbehinderte e.V.** (Orientierung & Mobilität/Lebenspraktische Fähigkeiten) (www.rehalehrer.de/bundesverband) können die Kontaktinformationen für

eine qualifizierte LPF-Lehrkraft in Wohnortnähe des Schülers in Erfahrung gebracht werden. Nach der Kontaktaufnahme erstellt die LPF-Lehrkraft eine Bedarfsanalyse bzw. einen Rehabilitationsplan für den Schüler und sendet diesen mit einem Kostenvoranschlag für die LPF-Maßnahme an die Eltern, die damit einen Antrag auf Kostenübernahme für eine Leistung zur Teilhabe an Bildung beim örtlichen Träger der Eingliederungshilfe stellen können.

2. Darüber hinaus besteht die Möglichkeit für externe Schüler an einem Kompaktkurs der LPF-Vermittlung mit anderen Schülern mit Sehbeeinträchtigungen teilzunehmen. Zurzeit gibt es zwei solche LPF-Maßnahmen in Deutschland:
   - **RES von der Deutsche Blindenstudienanstalt e.V.** bietet im 2-jährigen Turnus einen 4-tägigen LPF-Kompaktkurs („Fit für die Schule – Wir lernen lebenspraktische Fähigkeiten für den Schulalltag: Ein Kurs für blinde Schülerinnen und Schüler im Alter von 9 bis 13“) an. (25 Unterrichtsstunden in Kleingruppen bzw. 15 Unterrichtsstunden im Einzelunterricht + ein Freizeitprogramm) Kontaktinfo zur Anmeldung für diese Maßnahme: Frank Stollenwerk, Deutsche Blindenstudienanstalt e.V., Am Schlag 2–12, 35037 Marburg; E-Mail: res@blista.de; Tel. 06421–606173.
   - **Sächsische RehaNetz** bietet alljährlich eine 1-wöchige LPF-Intensivmaßnahme für sehbeeinträchtigte Kinder ab dem 2. Schuljahr in den Herbstferien an (20 Unterrichtsstunden in Einzelunterricht + ein Freizeitprogramm) Kontaktinfo: Ulrike Schade: Sächsisches RehaNetz, Büro Leipzig, E-Mail: u.schade@saechsisches-rehanetz.de; Tel. 0341–4626440.
   - Ansonsten besteht die Möglichkeit für inklusiv beschulte Kinder und Jugendliche mit Sehbeeinträchtigungen in Schleswig-Holstein, an mehrtägigen Intensivkursen im Kurshaus des **Landesförderzentrums Sehen (LFS) in Schleswig** teilzunehmen. Das Kursangebot beinhaltet auch Kurse, die speziell auf den individuellen Schüler zugeschnitten sind. Sie können Ausschnitte u.a. aus den Lernbereichen LPF, O&M, Punktschrift und Computerkenntnisse enthalten und werden im Einzelunterricht vermittelt. Die Teilnahmebedingungen für diese Maßnahme sind: Man muss in Schleswig-Holstein zur Schule gehen und eine Anerkennung des sonderpädagogischen Förderbedarfes Sehen besitzen. Die Kurse können pro Schüler bis zu dreimal im Jahr für jeweils drei bis vier Tage stattfinden. Schüler werden von der zuständigen Beratungslehrkraft des LFS angesprochen und eingeladen (Tel.: 04621–8075; www.lfs-schleswig.de).

6.4.2 Auswirkungen der Einschränkungen bei einer LPF-Kostenübernahme

Aktuell begründet der Träger der Eingliederungshilfe eine Kostenübernahme für eine LPF-Vermittlung bei Kindern und Jugendlichen als eine Leistung zur Teilhabe an Bildung. Die Unterrichtsinhalte müssen eine direkte Verbindung zu dem aktuellen Schulalltag des Schülers haben, d.h. alle anderen potenziellen LPF-Lernangebote werden außen vor gelassen. Die Zahl der zu bewilligenden Stunden wird immer mehr auf ein Minimum reduziert. Eine altersgemäße kontinuierliche Vermittlung ist daher nicht gewährleistet. Dadurch können Entwicklungsverzögerungen entstehen, die sehr wahrscheinlich zu einem erheblichen Nachholbedarf führen, wenn sie über einen längeren Zeitraum nicht durch ein weiteres Vermittlungsangebot ausgeglichen werden. Abhängig von dem Schweregrad des Nachholbedarfs kann es sogar bedeuten, dass auch bei einer späteren LPF-Vermittlung die Entwicklungsverzögerungen nicht völlig behoben werden können.

Auf jeden Fall ist es äußerst wichtig, darauf zu achten, dass der Schüler mit einer Sehbeeinträchtigung seinen Bedarf an LPF-Vermittlungsstunden *vor seinem Schulabschluss* gedeckt hat; denn eine Kostenbewilligung für eine LPF-Vermittlung als Erwachsener ist wesentlich schwieriger zu bekommen. Kostenträger können eine Kostenübernahme ablehnen mit der Begründung, der Antragssteller hätte als Schüler eine LPF-Vermittlung schon während seiner Schulzeit bekommen oder er hätte als Schüler ein vorhandenes LPF-Vermittlungsangebot nicht wahrgenommen. Dazu kommt die Tatsache, dass bei der jetzigen Gesetzgebung Kostenübernahmen zur Bewilligung einer LPF-Vermittlung bei Erwachsenen als Eingliederungshilfe gelten und daher einkommensabhängig sind.

6.4.3 Appell an die Eltern

Die Notwendigkeit einer spezifischen Vermittlung von lebenspraktischen Fähigkeiten, wie auch eine Schulung in Orientierung und Mobilität, ist eine direkte Folge der Sehbeeinträchtigung. Dies wird jedoch in der Gesetzgebung unterschiedlich gehandhabt. Für eine Schulung in LPF gibt es – anders als im Falle eines Mobilitätstrainings – keinen Rechtsanspruch gegenüber den gesetzlichen Krankenkassen. Auch gegen den Schulträger kann in der Regel kein individueller Anspruch für LPF durchgesetzt werden. Obwohl die hiesige Regelung bei Kindern und Jugendlichen eine Kostenübernahme als Leistung zur Teilhabe an Bildung vom Träger der Eingliederungshilfe definiert, ist in der Praxis die

Umsetzung der Bewilligung und des tatsächlichen Unterrichts in lebenspraktischen Fähigkeiten eher ein Zufallstreffer, abhängig vom Wohnort, von der Bildungseinrichtung und der Verfügbarkeit von qualifizierten LPF-Lehrkräften. Es gibt in Deutschland bis heute keine regelmäßige automatische Umsetzung des Rechtsanspruches auf eine Schulung in LPF. Dabei bestreitet weder die Politik noch die Kultusministerkonferenz als insbesondere zuständiges Gremium die Notwendigkeit einer Vermittlung von LPF. Diese Situation ist untragbar. Obwohl die längerfristigen Vorteile einer LPF-Vermittlung von Kostenträgern im Allgemeinen erkannt werden, ist eine Schulung in LPF bei der jetzigen Rechtsprechung nicht für alle Schüler mit Sehbeeinträchtigungen gesichert.

In der Kindheit sind es die Eltern, die den Grundstock dafür legen, dass die betroffenen Kinder später Anerkennung in der Gesellschaft finden. Daher sollen Anforderungen, die an ein normalsichtiges Geschwisterkind gestellt werden, auch für ein Kind mit einer Sehbeeinträchtigung gelten. Dazu ist oftmals eine Schulung in LPF erforderlich. Bis dies möglich ist, müssen sich die Eltern selbst behelfen und Rat bei anderen Eltern suchen. Die Bundesvereinigung Eltern blinder und sehbehinderter Kinder e.V. (BEBSK e.V.) ist ein Zusammenschluss von Eltern von Kindern mit Sehbeeinträchtigungen, die sich einen Rahmen gegeben haben, um ihre Erfahrungen an andere Eltern weiterzugeben und sich mit diesen auszutauschen (www.bebsk.de).

Wer möchte in einer Kantine schon gerne einem Menschen gegenübersitzen, der sein Schnitzel einfach in die Hand nimmt, um es zu essen? Sicher, dieses Beispiel scheint für viele übertrieben. Aber es macht deutlich, dass eine Schulung in LPF durchaus die Grundlage für eine gesellschaftliche und berufliche Integration darstellt. Die Verantwortung soll zwar nicht auf die Eltern abgeschoben werden, jedoch müssen sie sich ihrer Verantwortung für die Zukunft ihrer Kinder mit Sehbeeinträchtigung in besonderem Maße bewusst sein. Dies bedeutet, dass die Eltern wissen müssen, dass es zurzeit keinen rechtlichen Anspruch auf eine fachlich qualifizierte Vermittlung von LPF für ihr Kind gibt. Was können Eltern also tun, um diese Hürden bei der Durchsetzung einer Bewilligung einer LPF-Maßnahme für ihr Kind zu überwinden?

Die Erfahrung hat gezeigt, dass es längerfristig wenig bringt, sich bei den Kostenträgern oder bei der Bildungseinrichtung wegen fehlender qualifizierter LPF-Lehrkräfte zu beschweren. Letztendlich sind die Gesetzgeber die richtigen Ansprechpartner, um eine sinnvolle, gerechte und nachhaltige Lösung für diese Situation zu erreichen. In den 1970er Jahren waren es auch die Eltern von Kindern, die blind waren, die sich zusammengetan haben, um den Gesetzgeber dazu zu bewegen, die Finanzierung einer Schulung in Orientierung und Mobilität durch die gesetzlichen Krankenkassen zu gewährleisten. Dies hat dazu geführt, dass die meisten Blindenbildungseinrichtungen O&M-Lehrer angestellt haben.

Dabei ist im Sinne einer partnerschaftlichen Zusammenarbeit auch der Druck auf den Deutschen Blinden- und Sehbehinderten Verband e.V. (DBSV) als Spitzenorganisation der Selbsthilfe zu erhöhen. Die Eltern von Kindern mit Sehbeeinträchtigungen mit einem neuen Bewusstsein für die Bedeutung der Schulung in LPF auszustatten, ist also auch im Interesse des DBSV. Denn der DBSV wird durch einen solchen Druck in die Lage versetzt, gegenüber der Politik einen Bedarf deutlicher als bisher zu formulieren und ihn in Verhandlungen mit der Politik durchzusetzen.

Fazit: Den Alltag bewältigen zu können, ist im Leben eines Menschen mit Sehbeeinträchtigung immens wichtig. Die Vermittlung von LPF unterstützt das Kind bzw. den Erwachsenen, motorische Handlungen möglichst selbständig auszuführen, und schließlich dient sie der Vermeidung einer schweren Pflegebedürftigkeit. Wie bei einer O&M-Schulung ist es wichtig, dass dieser Förderbereich allen Menschen mit Sehbeeinträchtigungen zugänglich gemacht wird – und dies kann nur durch einen gerechten und nachhaltigen Rechtsanspruch auf eine LPF-Vermittlung gesichert werden. Hier sind die Eltern wieder gefragt. Durch ihre Betroffenheit können sie als Gruppe eine ausschlaggebende Lobby-Rolle bei den Gesetzgebern übernehmen. Es bleibt nur zu hoffen, dass Eltern von Kindern mit einer Sehbeeinträchtigung den Ernst der Lage erkennen und diese Herausforderungen auch im Bereich LPF annehmen.

6.5 Zukunftsaussichten für den Förderbereich „Vermittlung von LPF bei Menschen mit einer Sehbeeinträchtigung“

Der Bedarf an LPF-Vermittlung ist enorm groß. Leider ist die Deckung des heutigen Bedarfs durch einen Mangel an qualifizierten LPF-Lehrkräften schon jetzt gefährdet. Ein großer Teil dieser Lehrkräfte wird in den nächsten Jahren altersbedingt aus diesem Förderbereich ausscheiden, und es ist kaum Nachwuchs in Sicht. Ein Hauptgrund dafür ist, dass die Ausbildungskosten und die Lebenshaltungskosten während der Ausbildung von den Betroffenen meist selbst finanziert werden müssen. Deshalb wurde im Herbst 2017 der gemeinnützige Verein „Förderverein für die Ausbildung von Rehabilitationslehrer*Innen e.V.“ gegründet mit dem Ziel, die Zahl der LPF-Lehrkräfte zu erhöhen, indem man zukünftige Rehabilitationslehrer während ihrer Ausbildung finanziell unterstützt. Denn nur so kann auch die Versorgung von Menschen mit Blindheit oder Sehbeeinträchtigung mit spezifischen Schulungen (Orientierung und Mobilität, lebenspraktische Fähigkeiten) gesichert werden (https://www.fvrehalehrer.de/).

Zu guter Letzt noch eine Bemerkung zu diesem Arbeitsfeld: Die direkte Arbeit mit Menschen mit einer Sehbeeinträchtigung inspirierte mich so sehr, dass sie für mich zur persönlichen Lebensaufgabe wurde. Ständige, vielfältige und interessante Herausforderungen in diesem Beruf bewirken, dass es nie langweilig wird! Es machte mir als LPF-Fachkraft große Freude, kreative Lernsituationen zu inszenieren, die für mein jeweiliges Gegenüber genau richtig waren, um seine eigenen Ideen oder Problemlösungsstrategien zu provozieren. Es ist außerdem spannend und sehr bewegend dabei zu sein, wenn der Lernende sein eigenes Potenzial entdeckt.

Sollten Sie eine berufliche Tätigkeit im sozialen, pädagogischen Bereich in Erwägung ziehen, gerne eng mit Menschen zusammenarbeiten und bereit sein, sich und Ihr Tun immer wieder zu hinterfragen, könnte der Beruf als Rehabilitationslehrer/in für Blinde und Sehbehinderte (Orientierung & Mobilität/Lebenspraktische Fähigkeiten) auch für Sie genau das Richtige sein.

Schlusswort

Das Beherrschen von LPF für Menschen mit Sehbeeinträchtigung ist enorm wichtig. Auch im Berufsleben kann dies ausschlaggebend sein, wenn es zum Beispiel darum geht, eine Ausbildungs- oder Arbeitsstelle zu bekommen; denn es stellt eine zusätzliche Hürde dar, wenn potenzielle Kollegen die mangelnde LPF-Kompetenz ausgleichen müssen. Eine Person hingegen, die signalisiert, dass sie die alltäglichen Anforderungen im Berufsleben selbständig meistern kann, erfährt Respekt und Anerkennung und wird eher eingestellt.

Letztendlich gewinnt die Bewältigung lebenspraktischer Fähigkeiten durch eine nüchterne Einschätzung der Berufsaussichten für die meisten blinden und sehbehinderten Schüler an Gewicht: Die immer noch viel zu hohe Arbeitslosigkeit, die bei Menschen mit Behinderung deutlich über dem Durchschnitt liegt, bedeutet für viele, dass ihnen die Vorteile eines geregelten Berufslebens verwehrt bleiben (Bundesagentur für Arbeit 2019). Aber diejenigen, die ihren privaten Alltag durch selbstständiges Handeln und das Ausüben sinnvoller Tätigkeiten erfolgreich meistern, gewinnen notwendigerweise an Struktur und Lebensrhythmus (Hergert/Hofer 2011). Sie bringen sich deutlich intensiver in die Gesellschaft ein und gestalten sie mit. Sie sind so in der Lage, durch ihre besonderen Fähigkeiten die Gesellschaft zu bereichern. Hier sei das Können im Bereich der Tastuntersuchungen bei der Brustkrebsvorsorge ein aktuelles Beispiel. Menschen mit einer Sehbeeinträchtigung, die eine sehr empfindliche Tastfähigkeit haben, können zu Medizinischen Tastuntersuchern (MTU) ausgebildet werden, um Brüste bei der Brustkrebsvorsorge nach Veränderungen im Brustgewebe zu untersuchen (Lux et al. 2019).

Nur bei erheblichen Kenntnissen im Bereich der lebenspraktischen Fähigkeiten sind betroffene Kinder später in der Lage, sich als vollwertige Mitglieder in die Gesellschaft einzubringen. Viele Menschen mit Sehbeeinträchtigung meistern ihren beruflichen Alltag, jedoch könnten es erheblich mehr sein, wenn ein größeres Angebot an LPF-Unterricht zur Verfügung stünde. Die berufliche Tätigkeit von Menschen mit Sehbeeinträchtigungen kann die Sozialsysteme (insbesondere die Kranken- und Rentenversicherungen) entlasten. Der Grundstein hierfür wird auch durch eine kontinuierliche Schulung von LPF von der Kindheit bis ins Alter gelegt. Dadurch ergibt sich nicht nur ein umso größerer Stellenwert dieser Kompetenzen für die Identität des Einzelnen, sondern auch ein bedeutender Gewinn für die Gesellschaft.

Literatur

Adam, H. (1987): Die Lehrer-Schüler-Interaktion in L. Nielsens Konzept der Förderung von blinden geistigbehinderten [sic] Kindern. In: Adam, G., Hußlein, E., Pfeffer, W. (Hrsg.): Erziehen als Beruf. Festschrift für Andreas Möckel zum 60. Geburtstag. Edition Bentheim, Würzburg, 13–19

Allman, C. B., Lewis, S. (Eds.) (2014): ECC Essentials. Teaching the Expanded Core Curriculum to Students with Visual Impairments. AFB, New York

Aly, M. (1988): Vorwort. In: Pikler, E.: Laßt mir Zeit. Die selbständige Bewegungsentwicklung des Kindes bis zum freien Gehen. Pflaum, München, 9

Augustin, A. (1986): Sensorische Integration/Sensorische Integrationsstörungen. Diagnostik und Therapie nach Jean Ayres in der Ergotherapie. In: Beschäftigungstherapie und Rehabilitation, 6, 347–350

Ayres, A. J. (1984): Bausteine der kindlichen Entwicklung. Springer, Berlin/Heidelberg

Baker-Nobles, L. (1977): Sensory Integrative Training for blind Adults. In: Journal of Visual Impairment and Blindness, 71, 8, 356–359

Bauer, J. (2006): Spiegelneurone. Nervenzellen für das intuitive Verstehen sowie für Lehren und Lernen. In: Caspary, R (Hrsg.): Lernen und Gehirn, der Weg zu einer neuen Pädagogik. Herder, Freiburg, 36–53

Bernard, M. (o.J.): DVD Dokumentarfilm: Lóczy, wo kleine Menschen groß werden. pikler-hengstenberg-gesellschaft, Wege der Entfaltung e.V., München

Bundesagentur für Arbeit (2019): Situation schwerbehinderter Menschen/Statistik (Juli 2019) In: https://statistik.arbeitsagentur.de/Statischer-Content/Arbeitsmarktberichte/Personengruppen/generische-Publikationen/Brosch-Die-Arbeitsmarktsituation-schwerbehinderter-Menschen.pdf, 16.06.2020

Bundesverband der Rehabilitationslehrer/-lehrerinnen für Blinde und Sehbehinderte e.V.: Suche nach LPF-Lehrfachkräften. In: www.rehalehrer.de/rehabilitationslehrerinnen/lebenspraktische-Faehigkeiten/Suche/, 08.06.2020

Caspary, R. (Hrsg.) (2006): Lernen und Gehirn, der Weg zu einer neuen Pädagogik. Herder, Freiburg

Cory, P. (2009a): Die Herausforderung der Vermittlung lebenspraktischer Fähigkeiten. Vortrag International Mobility Conference, Marburg

Cory, P. (2009b): Die Vermittlung lebenspraktischer Fähigkeiten (LPF) als Bildungsauftrag der Blinden- und Sehbehindertenbildungseinrichtungen. In: blind – sehbehindert 1/2009, 62–69

Csikszentmihalyi, M. (1992): Flow. Die sieben Elemente des Glücks. In: Psychologie Heute, 1, 20–29

David, M., Appell, G. (1995): Lóczy, Mütterliche Betreuung ohne Mutter. Cramer-Klett & Zeitler, München

DBSV, Deutscher Blinden- und Sehbehindertenverband e.V. (2019): Ratgeber Recht – III Der Schwerbehindertenausweis. In: https://www.dbsv.org/iii-der-schwerbehindertenausweis.html, 28.01.2019

Degenhardt, S., Gewinn, W.,Schütt, M.-L. (Hrsg.) (2016): Spezifisches Curriculum für Menschen mit Blindheit und Sehbehinderung für die Handlungsfelder Schule, Übergang von der Schule in den Beruf und Berufliche Rehabilitation. Books on Demand, Norderstedt

Duncker, L. (1995): Spiel und Phantasie. Eine Kreative Form von Weltaneignung. In: Bauer, U., Dietrich, K., Ott, G. (Hrsg.): Spielzeit. Spielräume in der Schulwirklichkeit. Friedrich Jahresheft 1995, Seelze, 4–5

Falk, J. (1997): Die Einheit von Pflege und Erziehung. In: Pikler, E., Tardos, A. (Hrsg.): Miteinander vertraut werden. Wie Wir mit Babies und kleinen Kindern gut umgehen – ein Ratgeber für junge Eltern. Herder, Freiburg, 35–43

Flitner, A. (1996): Spielen-Lernen, Praxis und Deutung des Kinderspiels. Piper, München

Förderverein für die Ausbildung von Rehabilitationslehrer*innen e.V. (2018): finanzielle Unterstützung. www.fvrehalehrer.de, Zugriff: 08.06.2020

Freud, A. (1970): The symptomology of Childhood. In: Eissler, R. S., Freud, A., Hartmann, H., Kris, M., Lustman, S. L. (Hrsg.): Psychoanalytic Study of the Child, 25, International Universities Press New York. In: Linder, T. W. (1993a), 24

GAB München, Gesellschaft für Ausbildungsforschung und Berufsentwicklung, Arbeitsfelder – Lernprozessbegleitung. www.gab-muenchen.de/de/list-286-lernprozessbegleitung.htm, 08.06.2020

Grehn, F. (2012): Augenheilkunde. 31. Aufl. Springer, Berlin/Heidelberg

Healy, J. M. (1990): Endangered Minds. Why Our Children Don't Think. Simon & Schuster, New York

Hecker, W. (2004): Warum eine spezielle Frühförderung für sehgeschädigte Kinder? In: blind-sehbehindert, 1, 3–13

Henriksen, A., Laemers, F. (2016): Funktionales Sehen. Diagnostik und Interventionen bei Beeinträchtigungen des Sehens. Edition Bentheim, Würzburg

Hergert, A., Hofer, U. (2011): Förderung Lebenspraktischer Fähigkeiten (LPF). In: Lang, M., Hofer, U., Beyer, F. (Hrsg.): Didaktik des Unterrichts mit blinden und hochgradig sehbehinderten Schülerinnen und Schülern. Kohlhammer, Stuttgart, 253–274

Hermann, U. (2006): Lernen findet im Gehirn statt. In: Caspary, R. (Hrsg.) Lernen und Gehirn, der Weg zu einer neuen Pädagogik. Herder, Freiburg, 85–98

Heslinga, K. (1972): Über die Lebenspraktische Erziehung blinder Kinder. Marhold, Berlin-Charlottenburg

Hüther, G. (2006): Wie lernen Kinder? Voraussetzungen für gelingende Bildungsprozesse aus neurobiologischer Sicht. In: Caspary, R. (Hrsg.): Lernen und Gehirn, der Weg zu einer neuen Pädagogik. Herder, Freiburg, 70–84

Jacoby, H. (1994): Jenseits von 'Begabt' und 'Unbegabt'. 5. Aufl. Christians Verlag, Hamburg

Karch, D., Freitag, H. (2017): Sensorische Integrationsstörung und Sensorische Integrationstherapie nach Jean Ayres (2017). Stellungnahme der Deutschen Gesellschaft für Sozialpädiatrie und Jugendmedizin (Überarbeitete Stellungnahme der Gesellschaft für Neuropädiatrie 2002)

Kirschke, K., Hörmann, K. (2014): Grundlagen der Bildungstheorie. In: KiTaFachtexte. https://archive.org/details/KiTa_FT_Kirschke_Hoermann_2014_Grundlagen-der-Bindungstheorie, 08.06.2020

Kish, D. (2015): Bilder im Kopf. Klickechoortung für blinde Menschen. Edition Bentheim, Würzburg

KMK (Sekretariat der ständigen Konferenz der Kultusminister der Länder in der Bundesrepublik Deutschland (2011): Inklusive Bildung von Kindern und Jugendlichen mit Behinderungen in Schulen. Beschluss der Kultusministerkonferenz vom 20.10.2011. In: www.kmk.org/fileadmin/veroeffentlichungen_beschluesse/2011/2011_10_20-Inklusive-Bildung.pdf, 08.06.2020

KMK (Sekretariat der ständigen Konferenz der Kultusminister der Länder in der Bundesrepublik Deutschland) (1998): Empfehlung zum Förderschwerpunkt Sehen. Beschluss der Kultusministerkonferenz vom 20.03.1998. In: www.kmk.org/fileadmin/veroeffentlichungen_beschluesse/1998/1998_03_20-FS-Sehen.pdf, 08.06.2020

KMK (Sekretariat der ständigen Konferenz der Kultusminister der Länder in der Bundesrepublik Deutschland) (1994): Sonderpädagogische Förderung in den Schulen in der Bundesrepublik Deutschland. Beschluss der Kultusministerkonferenz vom 06.05.1994). In: https://www.kmk.org/fileadmin/veroeffentlichungen_beschluesse/1994/1994_05_06-Empfehlung-sonderpaed-Foerderung.pdf, 16.06.2020

Kreishandwerkerschaft Schwerin (o.J.): Lernprozessbegleitung. In: http://kreishandwerkerschaft-schwerin.de/fileadmin/inhalt/ausbildungsmeister/neu/5_Lernprozessbegleitung.pdf , 08.06.2020

Kruse, H. (2018): unveröffentlichte Aufzeichnungen, Schleswig

Kuhl, P. K., Tsao, F.-M., Liu, H.-M. (2003): Foreign-language experience in infancy: Effects of short-term exposure and social interaction on phonetic learning. University of Washington. In: PNAS: Proceedings of the National Academy of Sciences of the United States of America 100/15, 9096–9101

Lewis, S., Iselin, S. A. (2002): A comparison of the independent living skills of primary students with visual impairments and their sighted peers: A pilot study. Journal of Visual Impairment & Blindness, 96 (5), 335–344

Linder, T. W. (1993a): Transdisciplinary Play-Based Assessment. A Functional Approach to Working with Young Children. P.H. Brookes, Baltimore

Linder, T. W. (1993b): Transdisciplinary Play-Based Intervention. Guidelines for Developing a Meaningful Curriculum for Young Children. P.H. Brookes, Baltimore

Lönnecke, A. (o.J.): Praxis für Ergotherapie, Informationen zur Ergotherapie. In: www.praxis-ergotherapie.info/was_ist_sensorische_integration.htm, 08.06.2020

Lux, M.P., Emons, J., Bani, M.R., Wunderle, M., Sell, C., Preuss, C., Rauh, C., Jud, S.M., Heindl, F., Langemann, H., Geyer, T., Brandl, A.-L., Hack, C.C., Adler, W., Schulz-Wendtland, R., Beckmann, M.W., Fasching, P.A., Gass, P. (2019): Diagnostic Accuracy of Breast Medical Tactile Examiners (MTEs): A Prospective Pilot Study. In: https://www.karger.com/Article/Abstract/495883, 23.06.2020

Möller, C. (2020): Rahmenbedingungen für die Erbringung der Rehabilitationsleistungen O&M und LPF in Deutschland. In: Weitersehen, DBSV 22-23

Möller, C. (2009): Die rechtliche Situation zur Kostenübernahme für eine Schulung blinder und sehbehinderter Schüler in lebenspraktischen Fähigkeiten (LPF). Vortrag auf der VBS Internatsleitertagung, Halberstadt

Möller, C. (o.J.): Infoblatt LPF – Ungeliebtes Kind der Kostenträger, DBSV

Muders, A. (1991): Wahrnehmungsstörungen bei Kindern. Physiologische und neuropsychologische Grundlagen. In: Beschäftigungstherapie und Rehabilitation 4, 310 – 315

Nielsen, L. (1996): Vorsicht beim „Führen" von sehgeschädigten Kindern! In: Schweizerische Zeitschrift für Heilpädagogik, 2/96, 13 – 15

Nielsen, L. (1993): Das Ich und der Raum. Aktives Lernen im „Kleinen Raum". Edition Bentheim, Würzburg

Nielsen, L. (1992a): Bist du blind? Entwicklungsförderung sehgeschädigter Kinder. Edition Bentheim, Würzburg

Nielsen, L. (1992b): Greife und du kannst begreifen. Edition Bentheim, Würzburg

Nielsen, L. (1983): Abwarten .... ja, und Handeln. Überlegungen zur Förderung mehrfachbehinderter Kinder. Klaus Tschirschwitz, Behindertenzentrum des DRK Landesverbandes Schleswig-Holstein, Raisdorf

Nielsen, L., Petersen, B. (1988): Fragebögen für die Erhebung von Daten über die Fertigkeiten, das Lernvermögen und das Verhalten des jüngeren sehbehinderten Kindes. Behindertenzentrum des DRK Landesverbandes Schleswig-Holstein, Raisdorf

Pikler, E. (1988): Laßt [sic] mir Zeit. Die selbständige Bewegungsentwicklung des Kindes bis zum freien Gehen. Pflaum, München

Pikler, E. (1982): Friedliche Babys – zufriedene Mütter. Pädagogische Ratschläge einer Kinderärztin. Herder, Freiburg

Pikler, E., Tardos, A., Wild, R., Falk, J., Vincze, M., Hevesi, K., Strub, U., Török, K., Pottel-Teinert, A. D. (1992): Miteinander vertraut werden. Wie wir mit Babies [sic] und kleinen Kindern gut umgehen – ein Ratgeber für junge Eltern. Herder, Freiburg

Renner, M. (1995): Spieltheorie und Spielpraxis. Eine Einführung für pädagogische Berufe. Lambertus, Freiburg im Breisgau

Richter, M. (2021): Lebenspraktische Fähigkeiten und die neuen Möglichkeiten durch das Bundesteilhabegesetz. In: Horus, DVBS 4/2021

Röpke, B. (2016): Einfach leichter. Modifikation und Adaption von Hilfsmitteln zur Durchführung alltagspraktischer Fertigkeiten für Menschen mit beeinträchtigtem Sehen. Edition Bentheim, Würzburg

Roth, G. (2006): Möglichkeiten und Grenzen von Wissensvermittlung und Wissenserwerb, Erklärungsansätze aus Lernpsychologie und Hirnforschung. In: Caspary, R. (Hrsg.): Lernen und Gehirn, der Weg zu einer neuen Pädagogik. Herder, Freiburg, 54–69

Sacks, S. (2010): Psychological and social Implications of Low Vision. In: Corn, A. L., Erin, J. (Ed.): Foundations of Low Vision. Second Edition. AFB, New York, 67–96

Samara, E. (2015): Dissertation: Die Situation der schwer- und mehrfachbehinderten Kinder und Jugendlichen in Griechenland – eine mehrperspektivische Analyse. Heidelberg: Pädagogische Hochschule Heidelberg. In: https://docplayer.org/46700395-Die-situation-der-schwer-und-mehrfachbehinderten-kinder-und-jugendlichen-in-griechenland-eine-mehrperspektivische-analyse.html, 08.06.2020

Schäfers, A. (o.J.): Gehirn und Lernen. In: www.gehirnlernen.de/gehirn/plastizität/, 08.06.2020

Schlack, H. G. (2012): Motorische Entwicklung im frühen Kindesalter. In: https://www.kita-fachtexte.de/texte-finden/detail/data/motorische-entwicklung-im-fruehen-kindesalter/, 08.06.2020s

Sperrer-Kniep, U. (2018): Schulungen in Lebenspraktischen Fähigkeiten als wichtige Grundbedingung für gelingende Inklusion. In: Orientierungshilfe 40, 16–20

Spitzer, M. (2006): Medizin für die Schule. Plädoyer für eine evidenzbasierte Pädagogik. In: Caspary, R. (Hrsg.): Lernen und Gehirn, der Weg zu einer neuen Pädagogik. Herder, Freiburg, 23–35

United Nations General Assembly (2006): UN Behindertenrechtskonvention, Bildung. Artikel 24, Absatz 3. In: https://www.behindertenrechtskonvention.info/bildung-3907/, 16.06.2020

Vygotsky, L. (1967): Play and its role in the mental development of the child. In: Soviet Psychology 12, 62–76. In: Linder 1993a, 24

Vincze, M. (1997): Die Bedeutung der Kooperation während der Pflege. In: Pikler, E., Tardos, A. (Hrsg.): Miteinander vertraut werden. Wie Wir mit Babies und kleinen Kindern gut umgehen – ein Ratgeber für junge Eltern. Herder, Freiburg, 44–58

Wild, R. (1997): Vorwort. In: Pikler, E., Tardos, A. (Hrsg.) Miteinander vertraut werden. Wie Wir mit Babies [sic] und kleinen Kindern gut umgehen – ein Ratgeber für junge Eltern. Herder, Freiburg, 7–9

Anhang 1: Weiterbildungsangebote zur Rehabilitationsfachkraft im deutschsprachigen Raum

Es gibt verschiedene Weiterbildungsangebote zur Rehabilitationsfachkraft (O&M und/oder LPF) im deutschsprachigen Raum. In Deutschland sind es zwei Weiterbildungsstätten für Rehabilitationslehrer bzw. Fachkräfte der Blinden- und Sehbehindertenrehabilitation:

- Deutsche Blindenstudienanstalt (blista) in Marburg/Lahn (info@blista.de) und
- Institut für Rehabilitation und Integration Sehgeschädigter (IRIS) in Hamburg (info@iris-hamburg.org).

Eine internationale berufsbegleitende Weiterbildung zur Rehabilitationsfachkraft ist von Deutschland, Österreich und der Schweiz konzipiert (DACH-Weiterbildung von D, A & CH) und wird gemeinsam ausgeführt. Folgende Einrichtungen bieten Informationen über dieses berufsbegleitende Angebot:

- Deutsche Blindenstudienanstalt (blista) in Marburg/Lahn (info@blista.de)
- Institut für Rehabilitation und Integration Sehgeschädigter (IRIS) in Hamburg (info@iris-hamburg.org)
- Odilien-Institut in Graz, Österreich (bildungsplattform@odilien.at)
- Schweizerischer Zentralverein für das Blindenwesen (SZBLIND) in St. Gallen, Schweiz (bildung@szb.ch)
- Philipps-Universität Marburg, Institut für Erziehungswissenschaften in Marburg, Deutschland (grip-bs@staff.uni-marburg.de)

Anhang 2: Apps – kleine Alltagshelfer in der Hosentasche

Von Julian Iriogbe

Die Besonderheit moderner Mobiltelefone liegt in der schier unendlichen Erweiterbarkeit ihrer Funktionalität. Dank immer ausgereifterer Technologien kann ein Smartphone mit den entsprechenden Apps für Menschen mit einer Sehbeeinträchtigung zu einem multifunktionalen Hilfsmittel werden.

Vorteilhaft ist dabei, dass das moderne, hosentaschengroße Gerät nicht als Hilfsmittel zu erkennen ist. Gerade für Menschen mit einer Sehbeeinträchtigung, die möglichst wenig auffallen möchten, ist das attraktiv. Praktisch ist auch, dass man für viele verschiedene Funktionen nur ein kleines Gerät dabei haben muss. Dabei liegt es in der Natur der Sache, dass die meisten Apps kein vollwertiger Ersatz für ein klassisches Hilfsmittel – z. B. eine Lupe oder ein Farberkennungsgerät – sein können und teilweise auch nicht so einfach zu bedienen sind.

Wer sich dafür entscheidet, ein Smartphone als Hilfsmittel einzusetzen, sollte schon ein einigermaßen routinierter Smartphone-Nutzer sein oder aber die nötige Motivation und Geduld mitbringen, um sich in die Bedienung einzuarbeiten. Auf dem europäischen Markt gibt es bei den konkurrierenden Betriebssystemen für Mobiltelefone zwei Platzhirsche: Neben Apples iOS gibt es das am weitesten verbreitete Betriebssystem Android von Google.

Die vorgestellten Apps wurden ausschließlich mit einem iPhone und dem Betriebssystem iOS getestet, denn im Zusammenspiel aus ausgereiften Bedienungshilfen, wie zum Beispiel der Sprachausgabe VoiceOver und einer großen Auswahl an Apps, die sich für Menschen mit einer Sehbeeinträchtigung eignen, ist Apple nach wie vor konkurrenzlos. Viele der vorgestellten Apps sind aber auch für Android verfügbar und die Funktionalität unterscheidet sich in der Regel kaum. Nicht alle getesteten Apps sind speziell für Menschen mit einer Sehbeeinträchtigung entwickelt worden, was sie aber nicht zwangsläufig weniger nützlich macht.

Fast alle hier vorgestellten Apps wurden auf VoiceOver-Kompatibilität getestet. Viele der vorgestellten Apps sind gratis oder kosten nur wenige Euro. Apps mit umfangreicheren Funktionen speziell für Menschen mit einer Sehbeeinträchtigung liegen im Schnitt zwischen 5 und 25 Euro, mit einigen wenigen

Ausnahmen, die deutlich teurer sind. Apps sind in den so genannten Stores der Betriebssystem-Anbieter erhältlich. Auf diese kann man direkt vom Smartphone aus zugreifen. Die Stores von iOS und Android sind mit Screenreader zugänglich.

Hilfsmittel

Cash Reader: Diese App erkennt über die Kamera des iPhones zuverlässig und blitzschnell Euro-Scheine und viele weitere Währungen, wie Schweizer Franken, Pfund und Dollar. Die Kamera des iPhones muss dazu nur in die Nähe des Scheines gehalten werden und schon bekommt man Wert und Währung angesagt.

OneStep Reader (vormals knfb Reader): Diese App wandelt ein abfotografiertes Dokument, einen Beipackzettel, ein Straßenschild etc. in Sekundenschnelle in editierbaren Text um, den man sich dann natürlich auch vorlesen lassen kann. Leider ist die App mit etwas über 110 Euro eine der teuersten im App-Store.

Günstige und gute Alternative: **Voice Dream Scanner**

kostenlose Alternative: **Seeing AI, Envision**

ColorVisor: Bei guten Lichtverhältnissen kann diese App Farben erkennen und ansagen. Die App kommt natürlich nicht an ein Farberkennungsgerät heran, dafür zahlt man aber auch nur einen Bruchteil des Preises und hat die Farberkennung immer in der Tasche.

kostenlose Alternativen: **Seeing AI, Envision, Seeing Assistant Home**

Tile: Diese App kommt zusammen mit kleinen Trackern für Schlüssel, Geldbeutel oder Gegenstände wie z.B. Fernbedienung zum Einsatz. Die Tracker selber sind im Onlinehandel verfügbar. Über Bluetooth nimmt das iPhone Verbindung mit dem Tracker auf. Mittels der App auf dem iPhone kann der mit dem Tracker verbundene Gegenstand dann auf Tastendruck akustisch geortet werden. Umgekehrt kann je nach Modell auch durch Drücken des Trackers das iPhone geortet werden.

Alternative: **Apple Airtag** (funktioniert nur mit iOS Geräten; Befestigungsmöglichkeit muss separat gekauft werden; dafür erweiterte Suchmöglichkeiten über Apple-Community)

Seeing Assistant Magnifier: Mit dieser App hat man eine elektronische Lupe in der Tasche. Allerdings benötigt man eine sehr ruhige Hand oder einen Ständer, um damit z.B. im Restaurant eine Speisekarte lesen zu können. Man kann zur Verwendung der App das iPhone in einen kleinen, klappbaren Lupenständer legen.

kostenlose Alternative: **Lupe von iOS**

Seeing AI: Die kostenlose App vereint unter einer Oberfläche Texterkennung in Schildern, Texterkennung von ganzen Dokumenten, Barcodescan mit anschließender Produktansage, Gesichtserkennung (nach Training auch mit Namen), Geldscheinleser (6 Währungen, darunter Euro), Szenenerkennung, Farberkennung, Handschriftenerkennung und Lichtquellenerkennung. Wermutstropfen: Die über die Kamera aufgenommenen Informationen werden, im Gegensatz zu anderen Apps wie dem OneStep Reader, auf den Servern von Microsoft in den USA verarbeitet.

Envision: Die kostenlose App vereint unter einer Oberfläche Texterkennung von kurzen Texten, Texterkennung von ganzen Dokumenten, Barcodescan mit anschließender Produktansage, Personenerkennung (nach Training auch mit Namen), Szenenerkennung und Farberkennung. Sehr nützlich ist die Funktion „Objekt finden“. Dort kann man Favoriten hinterlegen und dann über die iPhone-Kamera gezielt nach einem Objekt suchen, z.B. dem Waschbecken in einer fremden Toilette. Die über die Kamera aufgenommenen Informationen werden vornehmlich auf europäischen Serverstandorten der niederländischen Firma verarbeitet.

TapTapSee: kostenlose App zur Objekterkennung

Be My Eyes: Die App verbindet Benutzer mit Sehbeeinträchtigung mit sehenden Freiwilligen, die ihnen dann über eine Echtzeit Video- oder Tonverbindung Hilfestellungen geben können.

iHandy Wasserwaage: Die Wasserwaage lässt sich schnell kalibrieren, ist einfach in der Bedienung und ist VoiceOver tauglich.

Light Detector: Zeigt über Tonhöhenveränderung an, ob eine Lichtquelle in der Nähe angeschaltet ist und mit welcher Intensität sie strahlt. Mit VoiceOver lässt sich die angezeigte Prozentzahl vorlesen.

Alternative: Seeing Assistant Light

Light Meter (im App Store Belichtungsmesser): Leicht bedienbarer Lichtintensitätsmesser (lux), um Lichtverhältnisse in der Umgebung objektiv zu erfassen.

Lesen/Hören/Aufnehmen

Feeddler Pro: RSS-Reader, mit dem man sich Nachrichten auf das iOS-Gerät holen kann. Die App kann fast wie eine Tageszeitung benutzt werden, ist einfach strukturiert und komplett VoiceOver kompatibel.

kostenlose Alternative: Newsify

Voice Dream Reader: Dokumente inklusive PDFs (vor-)lesen; durch die Funktion Textumbruch und mit Hilfe vielseitig konfigurierbarer Ansichtseinstellungen lassen sich Dateien bequem in großer Schrift lesen. Außerdem kann durch Doppeltippen auf jede beliebige Textstelle ab dort vorgelesen werden. Wird die App Voice Dream Scanner gekauft und installiert, kann man direkt aus dem Dream Reader auch eine Texterkennung starten.

Downcast: Mit dieser App lassen sich Podcasts abonnieren und bequem auf dem iPhone anhören.

Näher zu Dir: Tagesandacht direkt auf dem mobilen Gerät lesen oder vorlesen lassen. Die Schriftgröße ist in der App anpassbar. Leider ist die Schaltfläche zum Vorlesen lassen etwas klein geraten.

Greta, kostenlos: Audiodeskription im Kino

JustPressRecord: Aufnehmen und im mp3-Format direkt in der iCloud speichern. Ausserdem lassen sich Sprachnotizen in bearbeitbaren Text umwandeln!

Alternative: Mit dem vorinstallierten Apple iRecorder aufnehmen und dann mit Textify in Text umwandeln.

Speechy: Die App kann Sprache beim Diktieren direkt in Text umwandeln. Sie greift auf die Spracherkennung von Apple zu, ermöglicht aber im Gegensatz zu der Apple eigenen Funktion das Diktieren längerer Texte ohne zwischenzeitlichen Abbruch. Außerdem wird das Diktierte im Hintergrund als Sprachaufnahme abgespeichert.

SayHi: Übersetzer-App mit Spracheingabe. Übersetzt einzelne Wörter, aber auch ganze Sätze über ein vorher definiertes Sprachpaar. Die fertige Übersetzung wird gleich im Anschluss mit der richtigen Sprachausgabe vorgelesen.

Kostenlose Alternative: Apple Translator

Threema: Alternative zu WhatsApp, bei der man auf Wunsch anonym bleiben kann und dann nur von Leuten gefunden werden kann, denen man vorher die individuelle ID mitgeteilt hat. Chats laufen verschlüsselt über Server in der Schweiz.

Kostenlose und mittlerweile weitverbreitete Alternative: Signal

Orientierung und Mobilität

MyWay Pro: Eine für blinde Nutzer entwickelte App, die unter anderem das Aufzeichnen von Routen ermöglicht. Im Aufzeichnungsmodus lassen sich bei Richtungsänderungen manuell oder automatisch Wegpunkte erzeugen. Die so erzeugte Route kann unter einem beliebigen Namen gespeichert und später für beide Richtungen abgerufen werden.

Kostenlose Alternative: Seeing Assistent Move

BlindSquare: Die App bietet zahlreiche Navigations- und Orientierungstools für Menschen mit Sehbeeinträchtigung. Sie informiert zum Beispiel über so genannte points of interest (POI), die sich in unmittelbarer Umgebung befinden. In Kombination mit einer Navigationsapp wie GoogleMaps erhält man eine alltagstaugliche Navigationslösung.

Routago Assist: Eine für blinde Nutzer entwickelte Fußgängernavigations-App, die seit der überarbeiteten Version mit Basisfunktionen nun auch kostenlos nutzbar ist.

Moovit: App für die Navigation im öffentlichen Nahverkehr. Eine Besonderheit: es können die aktuellen Haltestellen des Verkehrsmittels, in dem sich der Benutzer befindet, in Echtzeit angesagt werden. Die App funktioniert zwar in vielen Ländern, aber leider nur in ausgewählten, zumeist großen Städten.

AroundMe: Zeigt nach Kategorien, wie etwa „Bankautomat" oder „Supermarkt", geordnet an, was sich in der Nähe befindet, inklusive genauer Adresse und Entfernungsangabe. Die Navigation muss über eine separate App erfolgen.

Kompass: Die App ist auf dem iPhone vorinstalliert und wird in Verbindung mit VoiceOver zu einem sprechenden Kompass.

Ampel Pilot, kostenlos: erkennt über die Kamera die Schaltung der Fußgängerampel

Katwarn, kostenlos: aktuelle Gefahren-, Unwetter- und Katastrophenwarnungen direkt aufs Mobilgerät

Länderspezifische Apps

DE

ÖPNV Navigator: Die App zeigt unter anderem alle Haltestellen in der näheren Umgebung mit genauer Entfernungsangabe. Durch Antippen einer Haltestelle bekommt man nähere Infos zu Linien und Abfahrtszeiten. Das Antippen einer Linie gibt Auskunft über alle Haltestellen, die angefahren werden. Die App funktioniert überall in der BRD und – da sie in der Schweiz ebenfalls klaglos ihren Dienst verrichtet – wahrscheinlich auch im europäischen Ausland.

DB Barrierefrei: Die App unterstützt Bahnreisende mit Einschränkungen. So werden z.B. Zugverspätungen, Änderungen in der Wagenreihung etc. direkt in der App angezeigt und müssen nicht mühsam auf der Anzeigetafel am Bahnhof entziffert oder erfragt werden.

dzb lesen: E-Book und Hörbuch App der DZB

CH

Time for Coffee und Stations: Beide Apps informieren übersichtlich über Abfahrten von Zügen, Bussen und Trams in der Nähe, inklusive Verspätungen.

Wemlin, kostenlos: Fahrpläne für die Kantone St. Gallen, Appenzell, Glarus, Thurgau und Schaffhausen (OSTWIND), für Zürich, Schaffhausen und Winterthur (ZVV), für Basel-Land (BLT), für Freiburg (TPF) und für Liechtenstein (LIEmobil)

SBB Inclusive: Die App unterstützt Bahnreisende mit Einschränkungen.

Recunia: Diese App erkennt über die Kamera des iPhones zuverlässig und blitzschnell Schweizer Franken-Scheine.

E-Kiosk: Über die App des SBV lassen sich diverse (kostenpflichtige) Zeitungen abonnieren und bequem lesen.

SBS Leser Plus: E-Book und Hörbuch App des SBS

Spiele speziell für Blinde

A Blind Legend, A Dark Room, Blindscape, ECHO, Blindfold Racer, Blindfold Sudoku (Mini), Blindfold Cryptogram, Blindfold Simon, Blindfold Hopper, Blindfold Solitaire, Blindfold Pong, Audio Game Hub

Änderungen und Aktualisierungen zu Anhang 2 finden LeserInnen dieses Buchs, sofern der Autor diese bereit stellt, auf der Homepage des Verlags bei der Darstellung dieses Buchs: www.reinhardt-verlag.de

Sachverzeichnis